A Música Compõe o Homem, o Homem Compõe a Música

Gregório J. Pereira de Queiroz

A Música Compõe o Homem, o Homem Compõe a Música

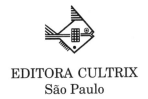

EDITORA CULTRIX
São Paulo

Copyright © 2000 Gregório J. Pereira de Queiroz.

Todos os direitos reservados. Nenhuma parte deste livro pode ser reproduzida ou usada de qualquer forma ou por qualquer meio, eletrônico ou mecânico, inclusive fotocópias, gravações ou sistema de armazenamento em banco de dados, sem permissão por escrito, exceto nos casos de trechos curtos citados em resenhas críticas ou artigos de revistas.

O primeiro número à esquerda indica a edição, ou reedição, desta obra. A primeira dezena à direita indica o ano em que esta edição, ou reedição, foi publicada.

Edição	Ano
1-2-3-4-5-6-7-8-9-10	01-02-03-04-05-06-07

Direitos reservados
EDITORA PENSAMENTO-CULTRIX LTDA.
Rua Dr. Mário Vicente, 368 — 04270-000 — São Paulo, SP
Fone: 272-1399 — Fax: 272-4770
E-mail: pensamento@cultrix.com.br
http://www.pensamento-cultrix.com.br

Impresso em nossas oficinas gráficas.

Sumário

1. O homem compõe a música, a música compõe o homem 7
2. Golfinhos e um oceano de música 11

PARTE I — A MÚSICA E O HOMEM 13
3. Música enquanto Arte 15
4. Muita música 23
5. Ouvir e escutar 29
6. O tempo na música 40
7. Curar, educar e deleitar 53
8. Terapia musical na Antigüidade 55

PARTE II — MÚSICA E CONTEÚDO 65
9. O conteúdo da música 67
10. Conteúdo: resumo 83
11. Conteúdo e forma musical 85

PARTE III — AUDIÇÃO MUSICAL 103
12. Audição correta e audição dirigida 105
13. Audição correta 107
14. Os quatro modos de audição 116
    A percepção pela fantasia 118
    A percepção pela sensação de conjunto 121
    A percepção pelo contato físico com o som 125
    A percepção pelo ritmo 128
    A mescla dos quatro modos 134
15. Audição dirigida 138
    Efeitos 144
    Recomendações 149

PARTE IV — A PRÁTICA 151
16. Os *Provares* 153
17. Preparando-se para a prática 156
18. Preparando o corpo, nosso receptor 163
19. A prática dos quatro modos de audição 169
20. A música compondo o homem 177

BIBLIOGRAFIA 183

1

O Homem Compõe a Música, a Música Compõe o Homem

A visão de religiões e culturas sobre as origens da música é a de que primeiro a música compôs o homem, depois o homem veio a compor música, com o intuito de, com ela, percorrer o caminho de retorno à origem.

Nas Escrituras cristãs, no Evangelho segundo São João, está dito que "No início era o Verbo e o Verbo estava com Deus e o Verbo era Deus. Tudo foi feito por meio dele e sem ele nada foi feito. O que foi feito nele era a vida, e a vida era a luz dos homens; e a luz brilha nas trevas, mas as trevas não a apreenderam".

Por meio da vibração, do som, faz-se a criação; faz-se inclusive o homem, que, sendo filho do Verbo criador, faz da música fio condutor para colocar-se face à sua origem. A música, em seu sentido maior, seria, assim, a utilização da vibração sonora para criar um padrão de energia em sintonia com uma certa dimensão vibratória mais sutil pertencente ao plano criativo, o Verbo criador.

Este é um resumo singelo para coisas que transcendem de muito as palavras e o intelecto. Considero inclusive que não vai muito longe quem procurar por via do intelecto algum fundamento para a criação do homem pela música, pelo som ou pelo verbo, ou procurar as causas últimas pelas quais o homem compõe música. Encontrará, sem dúvida, alusões que, por belas e líricas que venham a ser, seguem um caminho que pode satisfazer a sensibilidade de espírito, mas que talvez não satisfaça o anseio por provas concretas.

As ciências avançadas atuais, em especial a física, caminham no sentido de demonstrar que, mesmo no plano físico, as coisas ocorrem como descrito nos textos religiosos. Mas, convém relembrar, a manifestação não se reduz ao plano físico, e nem tudo o que se passa nesse plano contém a causa e a razão das coisas serem como são. Portanto, mais do que prova da verdade, as constatações da física demonstram que a verdade é una e única até mesmo nos recantos mais recônditos da matéria física — onde se encontra fixada a quase totalidade de nossa percepção.

Este livro não pretende comentar as origens vibratórias ou musicais do homem, e sim tratar do efeito que decorre da natureza primordial da música e de sua capacidade de modificar o ser humano.

Que o homem compõe música deve ser claro para todos. Agora, que conteúdos oriundos da "música que compôs o homem" se façam presentes na música composta pelo homem, isso merece atenção especial. Quero dizer: quando o homem compõe música (dentro do contexto de sua civilização, época, cultura e características pessoais), se fazem presentes também conteúdos da própria música original, que passam pelo homem, para ganhar forma na música, aparentemente composta pelas mãos do homem.

Dizendo de outro modo: a música ou as forças vibratórias criadoras do universo muitas vezes são captadas pelos compositores e passam a estar presentes na música que criam.

Assim, em muitos casos, a música composta pelo homem reflete os valores ordenadores da própria Criação. Esta é a idéia grega da Harmonia ou Música das Esferas que, ouvida por pessoas especiais, é recriada, pela compaixão dessas pessoas, em música audível aos demais mortais.

É recorrente a sensação de elevação ou compreensão de uma verdade na audição de certas obras e execuções musicais.

A adequada utilização da música recria uma ponte para a reunião possível entre o homem e os estados que originaram sua criação, o que tem, naturalmente, um notável efeito regenerador, uma cura de grandes dimensões.

Mas nada disso é acessível se abordamos a música com espírito descuidado, pelo qual muitos tipos e níveis de música misturados são ouvidos sem a devida acuidade de atenção.

Nos primeiros capítulos do livro, procuro organizar os diferentes tipos de música para depois comentar os conteúdos nela presentes e, então, propor um método de escuta musical para acessar esses conteúdos.

Muitos compositores falam da sensibilidade a algo superior como sendo o elemento condutor de sua inspiração (o engraçado, no entanto, é que a importância desse fator não seja levada a sério quando se trata de fazer um tratado de composição ou avaliar a verdadeira natureza de uma peça musical).

Muitos intérpretes falam também de uma presença maior contida na música, por eles definida como arrebatamento no momento da execução, como se fossem condutores pelos quais a música se expressa e não como comandantes do fazer musical.

Nada disso, porém, é passível de ser organizado em palavras, e também não cabe num método de ensino ou de técnica musical. Esse é um mistério que permanece.

Aos muitos ouvintes, desejosos de contato com o manancial contido na música, capaz de compor um ser humano melhor, resta procurar um caminho, em meio às pistas disponíveis e nem sempre claras, que os aproxime da causa maior que perpassa a música.

Esta é a proposta deste livro: ser um guia que aproxime e nos faça tocar mais de perto alguns dos conteúdos da música.

2

Golfinhos e um Oceano de Música

A mitologia grega compara a música a golfinhos que saltam do oceano em salva aos homens. Não conheço imagem melhor para falar das origens da música.

Não se sabe de onde vem a música, nem se compreende por inteiro a música. Mas ela está presente em todas as culturas, como parte da raiz do ser humano. Fazemos esta constatação observando os povos ou experimentando diretamente a reação à música que toca nossa sensibilidade.

O mito da criação da arte musical apresenta o oceano como o todo maior, o desconhecido, sendo os golfinhos pequenas porções desse oceano que saltam e se aproximam do homem.

No mito, um náufrago é salvo por golfinhos que saltam do oceano atraídos pelo som da flauta ou da lira. São golfinhos-melodia ou golfinhos-música, partes do oceano-todo-maior, que vêm participar da vida dos homens.

Mesmo não dominando nem compreendendo o oceano de onde está sendo salvo, com os golfinhos o homem pode navegar a salvo pelo vasto oceano.

Talvez as notas, escalas, melodias e obras musicais sejam mesmo como golfinhos vindos de uma profundidade e extensão desconhecidas, que convidam a um passeio por essas águas, são um lampejo do imenso mundo imerso do qual somente os reflexos da superfície nos é dado conhecer.

Pode-se conhecer as características da música e seus efeitos, inspirar-se para compor e produzir música, sem nunca a mente humana ser suficiente para compreendê-la por completo. É como se alguém cavalgasse golfinhos e aprendesse a tê-los como companheiros de viagem, sem nunca domesticar nem apreender inteiramente os oceanos.

As escalas e melodias musicais, inerentes às civilizações, são como golfinhos saltados do oceano que vêm salvar o homem. Não há por quê, em definitivo, escolher esta ou aquela escala, esta ou aquela melodia, não há explicação racional satisfatória. Assim como não há uma razão definitiva para um golfinho saltar aqui e não ali no oceano — a não ser enquanto reflexo da ordem presente em tudo quanto existe.

PARTE I

A Música e o Homem

3

Música enquanto Arte

A música, enquanto arte, tem a capacidade de, por meio da satisfação sensorial, impressionar uma pessoa e fazer com que sua sensibilidade relaxe e se abra.

A satisfação sensorial é um poder que a música tem.

Música axé tem o poder de satisfazer a sensorialidade. Beethoven tem o poder de satisfazer a sensorialidade. Por meio da satisfação, abre-se a sensibilidade humana. Toda música tem esse poder, embora existam grandes diferenças entre os dois tipos de música citados como exemplo e em suas respectivas satisfações, que são a expressão talvez extrema de uma gama ampla e variada, que se estende a muitas outras direções.

A música tem como qualidade intrínseca relaxar a sensorialidade humana, por satisfazê-la, e com isso conduz as pessoas a um estado receptivo e sensível, em especial quanto às emoções.

A satisfação sensorial, que a música inegavelmente gera por meio da vibração rítmica das ondas sonoras, permite, por criar um estado receptivo, que a pessoa receba e assimile o conteúdo transmitido pela música ou por qualquer outro elemento próximo a ela quando do momento da audição musical.

A música relaxa nossos sensores — não apenas a audição, e sim todos eles — e predispõe nossos sentidos para a comunicação e a troca. Assim, a pessoa se abre à disposição de um conteúdo (emocional) presente no ambiente ou em sua própria interioridade. A música predispõe à comunicação verbal ou não-verbal, de nós para com o exterior e as outras pessoas, ou à comunicação entre as diversas partes de nós mesmos.

O relaxamento sensorial faz coisas assombrosas.

No entanto, a satisfação sensorial que a música provoca é tão agradável em si mesma que chega a ser natural que as pessoas abram mão de qualquer consideração a respeito dos conteúdos e efeitos da música, diante do imediato e fácil prazer sensorial. Deste modo, o conteúdo possível da música é deixado de lado, em nome do prazer imediato a que ela incita.

Nenhuma outra arte abre e penetra tão facilmente nossa sensibilidade.

Para se estabelecer contato com a literatura, o teatro, a escultura, a poesia, a pintura ou a arquitetura é preciso um esforço, uma disposição e uma atenção, ou nada acontece.

A música, como arte que envolve ambiente e pessoa por inteiro, envolve a sensibilidade humana e a predispõe para que nos envolvamos com ela (a música). Podemos ouvir música distraídos e esta realmente nos tocar sem nos apercebermos, mas uma poesia ou uma pintura não nos sensibilizam se não acionamos certos sensores em direção a estas artes.

Quando é preciso um apelo fácil ou mesmo subliminar às pessoas, numa propaganda, por exemplo, não chamam um arquiteto, um poeta ou um pintor. Chamam um músico.

Algumas formas musicais sensibilizam de um jeito, outras de outro. O tipo de sensibilização que se dá depende da forma e da linguagem da música. Certas formas atuam sobre o ser humano de um jeito, outras de outro.

Num exemplo simples, de uma música de percussão forte, um batuque puro, temos uma forma e uma linguagem musical que nos afetam de modo diferente de um quarteto de cordas mozartiano. As duas formas musicais afetam a sensibilidade, mas por canais diferentes e causam disposições também diferentes. Grosso modo, o batuque estimula o físico, o vigor, o movimento do corpo, enquanto o quarteto mozartiano estimula a abstração e a compreensão mental.

Assim, a forma musical define o modo **como** esta irá relaxar e sensibilizar, isto é, como atua sobre a sensibilidade humana.

O conteúdo musical trata da mensagem, de caráter emocional, presente na música. Ou dizendo de outro modo, o conteúdo musical é aquilo que a música transmite, o estado que a música porta. E, por mais contestações que possam haver quanto à definição *do quê* ela porta, deve ser claro que *algo* ela porta.

Considero que o conteúdo musical, no seu melhor, isto é, quando verdadeiramente artístico, dá testemunho da verdade e da harmonia possível à vida — em uma forma compreensível à sensibilidade emocional.

Considero ainda ser a música muito distinta da linguagem verbal, que transmite seus conteúdos por meio de símbolos convencionados. A música não fala a respeito de sentimentos ou harmonias, **ela é** o próprio sentimento ou harmonia (não falo aqui, obviamente, da musical) corporificado em vibração sonora.

Forma e conteúdo mesclam-se num todo indiviso, e apresentá-las separadas é, naturalmente, uma divisão artificial e didática. Assim, o modo como uma música nos sensibiliza com relação a uma emoção está presente nas características da própria emoção que a música transmite.

Continuando o exemplo, o batuque terá mais condições de transmitir um conteúdo que diga respeito à experiência corporal do que o quarteto de cordas; já este pode gerar modelos que respondam melhor ao funcionamento da mente e do pensamento.

Naturalmente, a Alemanha produziu e produz mais filósofos do que a África inteira, na direta proporção da quantidade de música voltada para a abstração, existente na Alemanha e regiões próximas, enquanto que a música ritmicamente forte dos povos africanos se correlaciona com grupos sociais com forte ênfase na atuação física. É mais difícil transmitir ou estimular uma visão conceitual do mundo por meio de um batuque, do que o seria por meio de um quarteto de cordas; e vice-versa, bastando, para compreender esse caso, que imaginemos a dificuldade de estimular a atividade corporal vigorosa, como uma dança, por exemplo, ou um carnaval, por meio de quartetos mozartianos. Isto deverá parecer bastante óbvio, apesar da ausência de provas, se é que a Alemanha inteira e o continente africano inteiro não são prova suficiente da correlação entre forma musical e a dimensão humana que é estimulada por essa forma.

Apesar do conteúdo e da forma musical serem igualmente importantes no corpo desta arte — como de toda arte — costuma-se tentar entender *o que é* música com base mais na forma musical do que no conteúdo que esta arte porta.

Uma das propostas deste livro é apresentar a música enquanto arte que abre a sensibilidade humana, em especial para determinados conteúdos que a música contém.

Músicas folclóricas ou populares podem ser concebidas como retrato da harmonia presente na vida, algumas vezes, com mais fidelidade do que composições da chamada música erudita, na medida em que as peças eruditas possam ser belas e agradáveis mas não dêem testemunho da harmonia e da verdade.

Contudo, essa não é a regra. A música erudita é a música artística, aquela que apresenta a maior incidência de peças nas quais está presente esse conteúdo. Seus compositores estão voltados para a busca do sentido desta arte, senão da própria vida. Não estão interessados apenas — nos melhores casos — em agradar o gosto do público, alcançar um êxito ou mostrar dotes virtuosísticos.

O músico erudito trabalha a música em seus componentes essenciais: o ritmo, a melodia, a harmonia e o timbre dos instrumentos. Cada passagem em sua música reflete a inteligência contida na própria linguagem musical, que ele particulariza com um modo próprio de compreendê-la e recriá-la. Obtém assim, além da satisfação presente em toda música, um teor elevado de arte, na medida da qualidade do trabalho com os elementos musicais.

Como contraponto, tem-se na corrente atual de música nova-era um trabalho voltado para a sensação imediata causada pela música. Causar sensação agradável, de teor inofensivo e calmante, parece ser o que move os compositores nova-eristas. A quase total ausência de tensão (inclusive no sentido harmônico e musical) me parece ser prova suficiente da limitação desse tipo de música. Tal música está assim colocada no extremo oposto da erudita. Na medida em que as obras nova-eristas pretendem produzir efeitos voltados primeiramente para o agrado da sensorialidade, esta música contém pouca ou nenhuma arte — no sentido de a arte ser a transmissão (sensorialmente captável) de certos conteúdos da verdade.

A arte verdadeira não tem por finalidade agradar às pessoas, mas utiliza-se da relação sensorial, no mais das vezes agradável, para transmitir algo, e quanto mais verdadeiro e significativo o que transmitir, e quanto mais simpaticamente afetar a sensorialidade humana, maior será a arte.

Explorar a sensação agradável da música em si é a marca de diversos tipos de música. Mesmo no campo erudito, a sensação musical é a referência para boa parte dos compositores. A sensação agradável ou desagradável em si foi e ainda é o padrão orientador de tantos músicos, que procuram fazer dela o valor de suas obras.

Encaixam-se nesta definição tanto os músicos voltados para compor belas melodias que agradam ao ouvido, músicos voltados para o virtuosismo e o deslumbre da técnica de produzir belos sons, quanto os músicos das correntes voltadas para a exploração dos "novos sons" e do ruído como valor (sensorial) em si mesmo, e de todos os demais métodos usados para o ultrapassado mote de *épater les bourgeois*.

Músicos assim não são os experimentadores de uma linguagem para explorar a verdade ou o novo que ela possa vir a dizer. São músicos cujas pretensões se encerram em acariciar ou chocar seus ouvintes, isto é, que trabalham na faixa estreita da sensorialidade musical, estando aquém da busca do conteúdo musical.

No campo popular, talvez nem seja necessário apresentar a questão. São muitos e bem conhecidos os exemplos de música que é embalagem para estimular a receptividade do público ao próprio músico. Uma música que ajuda a imagem do "músico" a entrar em nosso imaginário. Pode-se dizer que na música comercial, o poder de sensibilização da música está a serviço de facilitar a receptividade do público à imagem do próprio artista.

Mesmo na música erudita, os pavarottis, domingos, marsalis e vanessas mae, em sua face comercial, têm boa parte da música que produzem consumida em nome de suas imagens, e não do valor da música em si.

Quando músicos, compositores e intérpretes estão tentando com sua música investigar a questão da harmonia do todo maior, a sensorialidade da música está a serviço de transmitir algum tipo de verdade a respeito do homem e da vida. Naturalmente a música que brota desses investigadores traz consigo os frutos das percepções, questões e experimentos na direção da compreensão da vida.

A música é, então, um meio de pesquisa da vida e um meio para nos sensibilizar com os resultados dessa pesquisa. Neste caso, a música é também arte, e além de estimular benfazejamente a sensorialidade, transmite uma mensagem bem definida, mesmo que não em termos verbais ou racionais, o que é vantagem: alcança o coração sem os entraves do intelecto, inevitáveis quando este procura explicar algo ao coração.

Música quando não é arte nos acaricia e abre a sensibilidade, mas não se vale disso para nos impressionar com algum valor ou verdade a respeito da vida. Por essa abertura de sensibilidade cria-se uma vulnerabilidade às mensagens que venham junto da música, na verdade a toda mensagem que venha do exterior, ou mesmo de nosso próprio interior, seja ela associada diretamente à música ou não.

Esta sensibilidade pode ser utilizada em favor de uma existência melhor, se soubermos como. Não se tem música de fundo para namorar ou comer, para esperar ou para lutar, na vida ou num filme, e com isso a sensibilidade efetivamente não se abre para o namoro, a comida, a espera, a luta ou o filme? Mas talvez nos utilizemos muito pouco, de modo voluntário, deste poder da música.

Também com a música nos tornamos sensíveis a certos aspectos de nossa própria interioridade. Mas talvez seja ainda menor o número de vezes que utilizamos a música para fazer aflorar os conteúdos e símbolos presentes em nossa psique.

Música quando é arte também nos acaricia e abre a sensibilidade. Mas neste caso, pela sensibilidade aberta entramos em contato com aquilo que, numa tentativa de definição ampla e genérica, poderia ser chamado de *sensação de harmonia* ou *de verdade* presente no todo maior e na vida humana. Neste caso, os afloramentos e sensibilizações podem ter um efeito especialmente enriquecedor para a alma humana.

Atrás do impacto relaxante de toda música, vem um conteúdo se abrigar em nosso interior. A partir do reconhecimento deste fato, podemos começar a escolher a música a ser ouvida, seja a sua qualidade, sejam as condições em que recebemos seu impacto relaxante.

Esta poderia ser uma primeira lição para se compreender como a música compõe o homem.

4

Muita Música

Todos os livros que tratam do estado atual da música, em algum ponto falam da sua ampla presença nos dias de hoje e de como nunca houve tanta música à disposição das pessoas como a partir do início do século XX.

Este é um fato significativo a ser considerado em todo estudo musical e, em particular, por quem deseje estabelecer boa relação com a música.

Para isso, a meu ver, há dois aspectos a serem considerados a partir do fato de haver muita música disponível.

O primeiro, é que essa quantidade grande de música nos é impingida, ou pelo menos é assim com a imensa maioria da música que escutamos. Pense sobre as vezes, ao longo de um dia, semana ou mês, em que escolheu determinada música para ouvir, parou com os demais afazeres, sentou-se e ouviu a música, colocando nela o principal de sua atenção. Por outro lado, lembre-se do quanto de música chegou a você por todos os meios de comunicação, desde as "músicas de espera" no telefone, passando pela televisão, pelo rádio do seu carro ou do carro ao lado, até propagandas e ambientes coletivos. Você se lembra de tudo o que ouviu?... Provavelmente não. E como acontece da música influir sobre nosso estado interno, mesmo quando não estamos atentos a ela, tenha certeza de que você, eu e todos que vivemos em época de muita música, estamos recebendo a influência dessa massa musical de modo inadvertido, sem que tenhamos escolhido nada disso e sem saber a que leva todo esse impacto sonoro e vibratório.

Daí ser fundamental ampliar os momentos de audição musical selecionada, não apenas para quantitativamente fazer frente à massa amorfo-musical, como para orientar o impacto que a música terá sobre você — ou não vale a pena escolher, um pouco que seja, aquilo que desejamos ser? Como a audição atenta tem efeito mais poderoso que a desatenta, também qualitativamente, os momentos de escuta voluntária serão mais significativos na formação de seu estado interno.

Este então é o primeiro ponto — a música invadindo a nossa percepção — diante do que estou sugerindo ser oportuno antepor a audição de música selecionada. O método para a audição — pois que há um — será apresentado adiante, com as características e o modo de dirigir a atenção para a audição musical.

O segundo aspecto de se ter tanta música disponível, que em grande parte está associado ao primeiro, é o fato de a música que nos alcança ter um conteúdo do qual deveríamos, no mínimo, desconfiar da qualidade e da intenção com que é produzido e veiculado.

Sem querer desmerecer o sentido das práticas comerciais e publicitárias — comerciar é condição para se estar vivo —, quero afirmar que o interesse comercial quando se utiliza do poder da música para vender seja lá o que for, inclusive ela própria, faz com que a música produzida segundo esse interesse tenha um efeito sobre o caráter humano, que é descuidado pelos compositores e veiculadores musicais — pois este não é o foco de interesse deles.

E acrescente-se a isso algo além: a música, como todos sabem, é utilizada na prática comercial para ajudar a veicular um produto. Essa veiculação pela música acontece pelo fato de a música abrir a sensibilidade das pessoas, relaxar seus sensores, e com isso permitir que qualquer coisa entre fácil. Sem *jingle*, mesmo um bom anúncio não funciona, sabem bem os publicitários. O *jingle* é como que o "lubrificante" que faz passar a mensagem para a mente das pessoas, sem que estas se apercebam — quem resiste a uma boa melodia? Seu efeito pode ser considerado quase como o de um anestésico preparatório após o qual se dá a indolor inserção da "mensagem", no caso a criação de uma predisposição da pessoa para uma determinada aquisição ou um determinado valor de mercado, transformando o ouvinte desavisado em público-alvo.

Grande parte da muita música que ouvimos alimenta a ansiedade de aquisição, nem que seja de consumir a própria música que se ouve. Cada tipo de música comercial tem, para isso, um efeito particular sobre seu público-alvo: o rock e os adolescentes, a música sertaneja e os espíritos interioranos, a música nova-era e os que aspiram fugir dos conflitos existenciais, os "três tenores" e as pessoas de "verniz cultural" de secagem rápida, e assim por diante.

Esse tipo de música não contribui para a formação do caráter humano nem para instruir sobre a verdade ou sobre o sentido do existir. Em alguns casos contribui para a adaptação social, na medida em que as outras pessoas de sua tribo comunicam os sentimentos e pensamentos dentro da forma em que a música os veicula. Em outros casos, esta música acessível é o primeiro passo para o contato com o universo musical de conteúdo mais rico.

Mas na maior parte das vezes, pelo contrário, quanto mais esta música se agita, mais ela nos agita. Esse estado é conhecido por todo aquele que, sem um pouco de tecno, pop, axé, rock, pagode ou qualquer outra música agitada, não se sente para cima, não se sente vivo nem motivado. Seria positivo se esses públicos reparassem no grau de ansiedade insaciável que se instala por meio da música, percebendo como essa sua ansiedade está associada ao padrão musical do qual são alvo.

O estado ideal do público-alvo para quem deseja vender é que esse público deseje, ardente e "espontaneamente", o apelo que lhe é oferecido. Ou seja, quando o alvo e o que se lança sobre o alvo se fundem completamente.

Como numa imagem poética que, falando do movimento de um tigre, funde-o ao alvo: "Tigre, o vulto negro e trigo tinge de rubro o alvo."

Como pode a música criada e pensada para surtir este efeito ter efeito positivo sobre o caráter humano?

É preciso separar a música em tipos e variedades muito distintas, definindo o que é música artística, a serviço de algum valor humanístico; o que é a música veiculada pelos meios de divulgação, a serviço de propagar a ansiedade aquisitiva; o que é a música que atende a uma necessidade social, como os diversos ramos da música popular e folclórica, a serviço da expressão dos sentimentos coletivos; o que é a música voltada para a pesquisa da própria linguagem musical, a serviço da evolução das formas musicais; o que é a música que procura vender a própria música, a serviço dos ganhos do próprio artista e seus empresários.

São todas elas músicas muito diferentes. Talvez não, ou nem sempre, na utilização da linguagem musical, mas em conteúdo são completamente diferentes.

A música popular, que dá testemunho de um sentimento social, pode ser também música a serviço de vender a própria música, aproveitando-se da receptividade já pronta do público, e utilizando a necessidade social para despejar as fórmulas padrão dos campeões de venda. O que era uma manifestação popular legítima passa a ser usada para que as gentes se tornem público alvo de alguma oferta musical. São conteúdos diferentes atuando em linguagem musical e públicos semelhantes.

A própria música erudita também tem, uma vez aberto um caminho de boa receptividade, fórmulas padrão que buscam aproveitar-se da receptividade já estabelecida. Basta verificar as peças curtas *à la Chopin*, mas de refinamento superficial e efeito fácil, que surgiram depois do êxito deste nos salões parisienses.

Também na música erudita, composições a serviço da pesquisa de linguagem algumas vezes são confundidas com música a serviço de valores humanistas, e o público ou a crítica, por não compreender tal diferença, rejeita uma por esperar escutar da outra. Em alguns casos, a música reúne mais de uma dessas características, e temos então aquelas obras especiais, apreciadas por todos, mas, às vezes, por diferentes motivos.

Não há uma classificação organizada da música segundo o padrão de *a que* ou *a quem* ela está a serviço. Mas com estas informações introdutórias, você pode perceber, ao estar diante da próxima música que o mundo lhe trouxer, a qual tipo, em linhas gerais, pertence a manifestação musical.

Em resumo, é preciso lembrar que somos alvo inconsciente de muita música e que aquela que nos chega espontaneamente está mais interessada em nos fazer ansiar por algo externo — algo que a princípio não nos interessaria — do que realmente em contribuir para o nosso bem-estar, conhecimento ou criação de um estado interno positivo.

Se a resposta a esse estado de coisas é afastar-se e se desligar do mundo, desligar os aparelhos, tornar-se *unpplugged* do mundo — a velha técnica do avestruz — ou se é possível mover-se mais sabiamente em meio a este mundo, ou ainda não se importar com tudo isso, bem, essa resposta cabe a cada um. Mas, basicamente, estas são as três alternativas possíveis de atitude diante da muita música.

E, me parece, deixar-se levar pela plugagem compulsória ("oh! que bela plugagem!", disse o avestruz à madame) ou se desplugar completamente são opções pouco sensatas ou factíveis, respectivamente.

Se você quer compreender como a música compõe o homem e reaprender a ouvi-la, no mínimo, considere as condições da muita música presente no mundo atual. E, como mudar o mundo é algo além do humanamente possível, cabe, portanto, mudar sua relação com ele. Como dizem os hindus, seja como a sábia formiga que, de uma mistura de areia e açúcar, tem o discernimento de separar o açúcar deixando intacta a areia.

5

Ouvir e Escutar

A questão é: as pessoas não escutam a música.

Não é que elas "não escutam música", como se precisassem ouvir mais música, escolher coisa melhor para ouvir ou dedicar mais tempo para ouvi-la. Já há bastante música no mundo, assim como as pessoas também já escutam música demais, a ponto de estarem talvez até saturadas (há algum parâmetro seguro para estabelecer este ponto?). Além do mais, o grande volume de ruído a que estão submetidas fornece uma quantidade a mais de vibrações sonoras a preencher o sentido da audição.

A questão é que as pessoas não escutam a música que ouvem. Escutar é dar atenção ao que se ouve. Estas palavras usadas como sinônimas, na verdade, apresentam duas fases diferentes da relação de uma pessoa com os sons. Ouvir é captar fisicamente a presença do som (ou ruído). Escutar é colocar a atenção, volitiva ou reativamente, sobre o que se está ouvindo. Escutar é estabelecer relação com o som ou a música, o que é muito diferente de apenas captar a vibração sonora, isto é, ouvir.

Esta idéia está implícita na mãe que fala com a criança entretida com sua brincadeira e, mesmo tendo certeza que o volume de sua voz foi suficiente para a criança ouvir o que ela disse, ainda assim pergunta "você escutou o que eu disse?" para se assegurar de que não apenas o sistema auditivo da criança, mas sua atenção também tenha captado as palavras. Quantas vezes cada um de nós já não ouviu sem escutar tantas palavras, tanta música, tanto ruído, agradáveis ou desagradáveis, para depois perceber que tivera um lapso de atenção para com a sensorialidade auditiva? Quanto ruído urbano, seja por hábito ou pelo ruído ser francamente desagradável, não é percebido por nossa atenção ao longo de um dia? Você é capaz de, ao final do dia, lembrar-se de todos os sons e ruídos significativos que escutou ao longo do seu dia? Quantas palavras, às vezes até mesmo aquelas mais doces ou as de importância vital, foram perdidas por não se escutar o que se ouvia? Quanta música passou por seus ouvidos sem ser registrada? Você já foi a um concerto e no meio deste teve a sensação de estar perdendo parte do dinheiro do ingresso por não estar inteira nem continuamente atento à música? Quanto tempo de música de um concerto uma pessoa escuta realmente?

O fato é que escutamos muito pouco de tudo o que ouvimos.

A perda da atenção sobre este sentido não deve ser creditada às ruidosas cidades do século XX ou XXI, nem à baixa qualidade da música média padrão que ressoa nos aglomerados humanos, nem ainda ao embotamento geral dos sentidos por algum fator externo, seja ele uma causticidade moderna ou um preconceito cultural antigo.

Não houve nem há uma perda da atenção sobre este sentido. A verdade é que o ser humano precisa treinar a atenção sobre os sentidos, ou não se estabelece a relação entre o registro dos órgãos sensoriais e a percepção deste registro. Quando crianças, aprendemos a estabelecer esta relação até certo ponto; e hoje, adultos, somos capazes de, em alguma medida, conectar a atenção sobre a audição quando, além de ouvir, queremos escutar.

Aliás, as pessoas que não têm a capacidade de ouvir, isto é, são surdas, ou ainda aquelas que não possuem algum outro dos cinco sentidos básicos, ficam com sua atenção perceptiva impedida de se relacionar com esse sentido. E, portanto, a atenção se desloca mais vezes, por necessidade ou falta de alternativa, para os outros sentidos que estão em operação. Para essas pessoas, a relação que estabelece com os sentidos que funcionam se amplia, não por estes se tornarem mais acurados apenas, mas pelo fato de a pessoa colocar mais da atenção perceptiva no sentido e, conseqüentemente, *extrair* mais dele — extrair mais informação, mais respostas do ambiente ou de si mesma.

As pessoas que não têm um ou outro sentido, desenvolvem não apenas um aguçamento dos sentidos que lhes restam, mas desenvolvem também, o que é especialmente significativo, uma relação especial com eles, às vezes não somente com os sentidos, mas uma argúcia intelectual ou algum tipo de sensibilidade emocional que apenas indiretamente está ligada aos sentidos, mas que é fruto do desenvolvimento da *relação* com os sentidos e não do sentido em si.

Este fatos apontam para a importância da relação que estabelecemos com nossos sentidos. Esta relação não apenas completa a função dos sentidos ou lhes dá a qualidade de refinamento, mas também lhes dá significado.

Digo que a relação com os sentidos lhes dá significado, na medida em que considero que o significado da existência é mais do que saborear ou experimentar estarmos nesta terra, por meio dos sentidos, é sim o tipo de relação que — interiormente — estabelecemos com o que estamos experimentando e saboreando.

Escutar é estabelecer relação com algo que estamos ouvindo. Esta relação, sem querer complicar a questão, começa ao colocarmos a atenção no que ouvimos e então registrar que ouvimos aquilo que ouvimos. Esta atenção, que pode ser de muitos tipos como será mostrado adiante, tem o sentido básico de registrar o impacto sonoro que chega aos nossos órgãos sensoriais, seja ele voz, música, ruído ou som.

Quando ouvimos sem escutar, isto é, sem colocar a atenção sobre o sentido auditivo, nos tornamos extremamente passivos a tudo o que se passa no universo sonoro. Este é o estado em que vivemos praticamente todo o tempo.

Com exceção das palavras que precisamos escutar ligadas ao trabalho de sobrevivência, dos apelos sonoros ou musicais mais evidentes, e de algum momento ou outro esparso em que nosso interesse se volte para uma fonte sonora determinada, o resto do tempo o sistema neuroauditivo funciona muito bem, mas a nossa percepção está ausente dele, seja por estarmos pensando em algum problema, por sentirmos algum estado ou distúrbio emocional ou pela necessidade de usarmos algum outro sentido — a visão, por exemplo, talvez a função sensorial mais despótica e exigente de atenção (a ponto de quando falamos em "prestar atenção" pensamos em "olhar" nessa direção, e não em ouvir, cheirar, degustar ou tocar nessa direção).

A passividade decorrente desta desatenção ou desligamento com relação aos sensores cobra preços de diversos tipos e diferentes dimensões. Por exemplo, ao demorar para responder interiormente a um grito de alerta, isto é, quando se ouve o grito mas as ações demoram átimos de segundo ou mesmo desconsideram ter ouvido o alerta, uma pessoa pode se acidentar ou sofrer alguma forma de dano — pois normalmente é a isto que os alertas aludem. Talvez todos já tenham passado pela sensação de reconhecer que ouviram o grito de alerta depois de ter trombado com a cristaleira — ou algum outro elemento crítico, uma criança, etc. — sem ter tido tempo de conectar a atenção entre o alerta escutado e a ação de se desviar do objeto. Este átimo de tempo entre *ouvir* e reagir ao que se *escutou* é um dos resultados do estado de passividade auditiva.

É bom destacar uma conclusão que ficou embutida no exemplo e no raciocínio acima expostos, que é a de que *reagimos ao que escutamos e não ao que ouvimos*. Na verdade, podemos reagir voluntariamente apenas ao que escutamos, ou seja, àquilo com que mantemos uma relação razoavelmente atenta; mas ao que apenas ouvimos, podemos somente reagir involuntária e inconscientemente. Ao ouvir uma explosão, mesmo que bastante próxima e num volume sonoro que não chegue a atordoar, passamos uns instantes sem reação até que de algum modo nossa percepção se mexa para interpretar (escutar) o som que a percepção auditiva captou.

Em outro exemplo, alguém na sala de espera do consultório de seu médico preferido está folheando as revistas ou passando em revista seus companheiros de espera, enquanto há um fundo musical para ajudar a passar o tempo. Digamos que esse fundo musical seja algo como uma das rádios padrão das cidades grandes, em que os ritmos comerciais e as perorações ansiosas se misturam. O nosso paciente hipotético está desavisadamente ouvindo essa fonte sonora, a rádio padrão; mas como sua mente está distraída, em alguma das revistas citadas, sem um interesse especial em nada, ou preocupada com o problema que o levou ao consultório, ele não presta atenção suficiente à música, inclusive porque é do receituário para se escolher músicas de fundo que estas não atraiam demais a atenção. O ouvinte desavisado está recebendo o impacto da música, da vibração sonora, mas não está participando do que se passa consigo mesmo a partir desse impacto. Não obstante, o impacto ocorre e trará conseqüências para o paciente que talvez melhore ou piore por conta disso, mas sem sabê-lo e sem poder ajudar, no primeiro caso, ou se defender, no segundo.

Esta é uma segunda forma de ouvir passivamente, na qual a pessoa não percebe tudo o que se passa consigo mesma em conseqüência dos sons ouvidos — mas não escutados. A carga de *sons ouvidos* mas não escutados cobra de nossa interioridade uma resposta ou solução, não exatamente da mesma maneira dos *sons escutados*. Há uma pressão interna que se forma pelo acúmulo de sons ouvidos que não integramos, de maneira alguma, no conjunto das percepções ou das ações decorrentes.

Por nem sequer sabermos que isto é assim, vivemos tensões em nossa interioridade que não temos como descarregar, pois não são pertinentes a nada que tenha nos estimulado "diretamente", ou seria melhor dizer, "percebidamente". O alívio que buscamos — muitas vezes inadvertidamente, pois que o estímulo também foi captado assim — é semelhante àquele quando se desliga o ar condicionado ou o computador, e a ausência do ruído de baixa freqüência destas máquinas nos dá sensação de alívio, por cessar a pressão sonora despercebida. O ruído nos incomodava e nem percebíamos que isso estava acontecendo. Apenas quando deixou de existir é que a percepção, por contraste, reconheceu o que se passava.

As ações comuns são baseadas no que escutamos. Mas há uma grande quantidade de ações ou estados internos que são decorrência de tudo aquilo que ouvimos sem escutar.

Os ruídos das cidades, na verdade quaisquer ruídos que não sejam expressamente os musicais ou aqueles providos pela Natureza, nos afetam de modo a criar tensão, e pouco temos como nos defender deles. Não se trata de culpar as cidades modernas, pois na Roma ou na Grécia Antiga também eles haveriam de existir, apenas que talvez com uma orquestração mais modesta. A retirada para o campo já provou que pode tornar as pessoas tão mais sensíveis aos ruídos, que quando estas voltam ao contato com o mundo urbano, aceleraram-se as tensões internas diante dos ruídos, levando ao oposto exato do que se intencionava. Além do que, sendo o ser humano um ser que vive em sociedade, a solução de se isolar dos sons e ruídos não é eficiente, pois exigiria um distanciamento cada vez maior de seus próximos; a sensibilidade iria aumentando à medida que o organismo se acostumasse com a nova condição de "calma sonora". Aliás, um conto de Edgar Allan Poe, chamado *A Queda da Casa de Usher*, ilustra bem o que acontece com aqueles que apostam tudo em refinar a sensibilidade sem ter noção do que fazer com ela, o assim chamado "embotamento da percepção pelo extremo requinte".

A questão não é eliminar os ruídos ou sons indesejados — a velha e embutida teima de mudar o mundo. A questão é passar a escutar mais, já que ouvir é inouvidável. A integração da pessoa com seu universo sonoro é uma necessidade, e não apenas do universo musical, algo sempre agradável e esteticamente de bom gosto, mas também de integrar-se com o universo dos ruídos à sua volta, a "atmosfera sonora".

Seja o que for que você, leitor, venha a considerar como sendo esta *integração*, ela só pode começar no momento em que estiver escutando o que está ouvindo, ou seja, estiver ciente do que ouve e estabelecer algum tipo de relação, a partir dessa "ciência", com os sons ouvidos, o que, sem tantos rodeios, pode ser definido como ter mais consciência do que ouve — seja música, voz humana, ruído ou som da natureza.

Os compositores eruditos deste século se sensibilizaram de modo especial com o ruído, transferindo esta impressão para a música e, com isso, levaram o ruído para dentro do som, a desordem sonora (o ruído, pois que assim ele é definido tecnicamente) para dentro da ordem sonora (o som, que é um "ruído organizado", uma onda vibratória com uma organização que o ruído não tem). A música do século XX pode ter ficado menos bela, mas de algum modo todos os que tiveram contato com ela ficaram alertas para a questão do "ruído", tão importante no momento em que a sociedade humana se afasta do contato imediato com a Natureza.

Se a partir do alerta ruidoso feito pela música erudita, os ouvintes ou os próprios músicos começaram a exaltar o ruído, a dar-lhe um lugar no pódio igual ao do som musical, já estamos então tratando de outra questão. A valorização do ruído, tida por muitos compositores como inevitável, "em face da sociedade industrial, da realidade urbana" ou qualquer outro argumento, talvez venha da facilidade para se lidar com uma vibração sonora sem forma nem conteúdo definidos, como é o ruído. No fundo, inconfessadamente, é mais fácil e pueril lidar com ruídos do que com o som musical.

O ruído é mais rústico que o som, tecnicamente falando, pois é vibração sem ordem. O som é vibração organizada e mostra características definidas, que podem ser trabalhadas em conjunto com outros sons, gerando uma melodia, por exemplo. É mais fácil um som se desorganizar e vir a se tornar um ruído, pois não é preciso esforço para isso. Já para o ruído se tornar som é preciso um esforço específico e inteligente de eliminação de certas gamas vibratórias e afirmação de outras.

O ruído é feito de vibrações desorganizadas, em que cada aspecto do espectro vibratório não se realiza plenamente, em que as interferências entre as ondas vibratórias se acavalam e perturbam, sem estabelecer relação harmoniosa.

O som organizado faz com que as diferentes gamas vibratórias se estabeleçam cada uma na sua posição sem que interfiram entre si nem impeçam que cada gama se manifeste plenamente (pois, dentro de um determinado ruído, as diversas gamas vibratórias impedem a plena completação umas das outras, de modo que cada parte do espectro vibratório do som não se realiza plenamente). Como acontece muitas vezes quando crianças pequenas brincam soltas e umas obstruem e atrapalham os brinquedos das outras, e estas por sua vez contra-atacam as outras, e no fim ninguém brinca direito, até que a professora ou um adulto venha tentar colocar ordem no recinto — algo difícil, quando se pretende certo grau de justiça.

O som organizado, o som musical, tem a ordem interna que permite que "cada criança" complete sua brincadeira e que, nas mãos de músicos habilidosos, inclusive cada "brincadeira" em particular possa coexistir harmoniosamente com as demais, formando assim aquela imensidão de ordem e beleza que é a soma dos timbres, melodias, ritmos e harmonias que compõem, por exemplo, uma sinfonia.

Reavivar a relação com o sentido auditivo, isto é, escutar o que se ouve, é o primeiro grande passo para se reaprender a ouvir música, isto é, ouvi-la escutando-a.

Mesmo que alguém esteja submerso num ambiente musical positivo e benéfico, isto é, sob o impacto da vibração sonora da obra de um grande mestre compositor, do Ocidente ou do Oriente, de ontem ou de hoje, esta música pouco fará pela pessoa se ela não estiver com sua atenção percebendo a música.

Não chego a dizer que a música nada fará por ela, na medida em que a vibração sonora atua mesmo quando passa despercebida pela atenção (ou desatenção). Mas o que esta possa vir a estimular em termos de efeito positivo e benéfico será numa quantidade, numa extensão e de uma durabilidade pequenas, não obstante, significativas. O próprio efeito, no entanto, passará despercebido à pessoa que, afinal, está desatenta, e então para ela é como se a música não houvesse surtido efeito algum.

É pelo motivo acima apontado que as pessoas ouvem música e dizem que esta não lhes causa nada de específico ou definido. Não é a música que não causa, as pessoas é que não se apercebem de certos comportamentos ou sensações que virão a ter depois, e que foram estimulados pela audição musical.

Por esse motivo também é que está sendo necessário provar que a musicoterapia "funciona", por meio de "experimentos científicos", tabelas, pesquisas e dados estatísticos. O que deveria ser óbvio para todo ser humano, ou seja, que ele é afetado pelas ondas sonoras na exata proporção da qualidade do conteúdo e da linguagem musical, precisou ser "provado cientificamente", unicamente devido à desatenção humana para com os efeitos que os estímulos têm sobre seus órgãos dos sentidos — neste caso em particular, a audição.

O que deveria ser sentido pelas pessoas, que a música lhes faz bem se é de um tipo ou pode lhes fazer mal se é de outro, enfim, que ela as afeta, precisa lhes ser explicado justamente pela perda da sensibilidade auditiva — e não em nível de decibéis, ou seja, do volume *quantitativo* do som, mas no nível da *qualidade* do conteúdo sonoro, que é medida pela qualidade do estado interno, para o qual não existem aparelhos de aferição.

O fato de se precisar de provas físicas da atuação da música sobre as pessoas, no fundo, não deveria causar estranheza, numa época em que se dá crédito somente às provas materiais, e em que o pensamento e a sensibilidade deixam de fazer parte dos instrumentos de aferição da realidade. O que alguém venha a perceber diretamente pela sensibilidade, seja ela corpórea ou mental, não é digno de nota, nem serve de base para se tomar providências práticas; ou ainda, o que o pensamento conclua também só será considerado na medida em que o pensador angarie evidências para "prová-lo".

Não à toa, existam hoje em dia tantas pesquisas para provar o óbvio ou para demonstrar se realmente "a água molha", o que depois é mostrado na televisão com louvores de novidade, uma vez que alguém tenha captado o justo instante em que a "água molhou" em determinado experimento.

Não é preciso um experimento complexo para sabermos que "a água molha". Como ela molha, ou ainda certas sutilezas do processo de molhar, talvez requeiram experimentos específicos; mas o fato em si é óbvio para toda criança, apesar de não sê-lo para a mentalidade corrente.

Assim é também com o efeito da música e a musicoterapia. Como se fosse uma "nova descoberta", constatou-se que a música atua sobre as pessoas e que isso pode ser usado para o bem, seja este bem curar, educar ou deleitar.

Basta alguém realmente escutar a música que ouve por quinze ou vinte minutos e perceberá como a música modificou seu estado físico e psíquico. Ao escutar assim a música, esta pessoa — quem sabe até mesmo você, meu leitor, ao se dispor a escutar música — com sua atenção dirigida para a música, estará não só sintonizando os conteúdos transmitidos pela música mas também aprimorando a própria atenção que, assim, será capaz de perceber as nuances de sua própria interioridade, que quase sempre escapam à percepção consciente mas que, não obstante, comandam a totalidade das reações humanas.

6

O Tempo na Música

Não se pode reter a música, assim como não se pode reter o tempo. A música passa, assim como o tempo. A música, enquanto arte, corporifica a passagem contínua do tempo.

A audição musical permite-nos perceber de modo visível a sensação da passagem do tempo e, assim, aviva a relação que temos com esta dimensão. Como boa parte da vivência psicológica está ligada à perenidade das coisas, seja a nossa perenidade ou daquilo que temos como referência, física ou afetiva, a boa relação com a dimensão tempo é decisiva para uma atitude psicológica saudável.

Ademais, a psique humana encontra-se definida na dimensão tempo, e não no espaço.

A música transcorre no tempo, ela é a arte do tempo. Mais do que qualquer outra linguagem artística, a música se apóia na dimensão tempo para existir. Compare com a pintura, a arquitetura e a escultura, que se manifestam predominantemente no espaço, e por contraste perceberá melhor o que é a música existir no tempo.

A dimensão tempo é a mais desconhecida, a mais misteriosa e impalpável das dimensões conhecidas (as outras três conhecidas se referem ao espaço e transitamos costumeiramente por elas).

Por outro lado, a dimensão tempo é a mais concreta de todas. Ela define, por exemplo, o momento de início e de final de vida para uma pessoa; aliás, para todos nós. Não pode existir referência mais concreta. Não obstante, para aquele que vive a experiência "de dentro", isto é, para a entidade específica que nasce e morre, e não tem consciência do que existe antes e poderá existir depois desses instantes no tempo, a dimensão tempo é impalpável e misteriosa.

A música é uma sucessão de vibrações ou sons organizados que ocorrem num determinado trecho do tempo. A música começa e termina em momento determinado, como acontece também com as pessoas. Referimo-nos a uma valsa de 2 minutos ou a uma sinfonia de 40 minutos. Mas não nos referimos a um quadro ou a um edifício com relação ao tempo: um edifício que demora 50 minutos para ser percorrido, ou quanto tempo demora o olho para percorrer a Mona Lisa? Estas não são questões pertinentes à arquitetura ou à pintura. Já na música, a finitude do tempo é elemento fundamental.

A música dá contornos definidos ao tempo, com relevos e vales dados pelo ritmo, pela melodia ou harmonia, com uma sucessão organizada que conduz nossa percepção através do tempo.

O tempo transcorre sem parar, ou pelo menos é isso que a percepção sensorial nos apresenta. Mas não sentimos isso completamente. Esta é uma "impressão de fundo", que se alertados nos recordamos que é assim, mas não temos a experiência efetiva — e o tempo todo — de que o tempo está passando.

Enquanto escutamos atentamente uma peça musical, estamos experimentando mais concretamente a dimensão tempo. Isto abre a porta de uma percepção especial e importante.

A dimensão do "tempo que transcorre" é uma das três dimensões do tempo, pois este, assim como o espaço, necessita de três dimensões para ser real. A segunda de suas dimensões é a "eternidade", o tempo sempre-presente, a envoltória de todos os momentos que existem, e é obviamente uma dimensão que "está fora" do tempo que transcorre, isto é, da linha passado-presente-futuro.

No espaço, a primeira dimensão é definida por uma linha. Partindo desta dimensão linear, duas linhas que se cruzam formam a segunda dimensão do espaço, o plano, por meio da interseção das linhas.

Assim também o tempo linear tem um ponto de interseção com a segunda dimensão do tempo, a eternidade. Como as duas linhas que se cruzam no espaço formam a segunda dimensão do espaço, o plano, também as duas linhas de tempo, a do tempo linear e a linha do "agora" formam o equivalente ao "plano" na dimensão tempo, a "eternidade".

O leitor se lembrará que é usual referir-se à eternidade como um *plano*, o "plano da eternidade". Por outro lado, não nos referimos ao tempo linear como o "plano do tempo" e sim como a *linha* do tempo. Tais palavras têm uso análogo quando se fala das dimensões do espaço, em que falamos de uma *linha* para nos referir a algo de uma dimensão e de um *plano* para o que no espaço contém duas dimensões. Nesta segunda dimensão do espaço, mais abrangente que a primeira, as possibilidades de se locomover em inúmeras direções e sentidos não existem na dimensão da linha. A analogia serve para apontar as possibilidades existentes no plano da eternidade. Estas simples palavras de uso comum revelam bastante das diferentes dimensões do tempo, enquanto *linha* presente-passado-futuro, que só pode ser percorrida dentro de um trilho estreito, e enquanto *plano* do tempo eterno, que contém possibilidades inimagináveis para a mente que percebe somente o tempo linear.

A relação entre a eternidade e o tempo que transcorre é simbolizada tradicionalmente pela cruz, em que a linha horizontal representa a linearidade de tempo passado-presente-futuro e a linha vertical, a perpendicular da eternidade que interseciona a linha passado-presente-futuro no momento presente, no agora.

Estamos sempre no presente, e a percepção de futuro e passado é virtual, memorizada ou idealizada. Na verdade, a realidade é sempre o momento presente, por mais que a mente, treinada para a percepção seqüencial, tenha dificuldades para compreender inteiramente este fato.

Do momento presente em que sempre estamos, podemos escolher a todo momento (afinal, porque todo momento é sempre o mesmo, o presente) deixar a nossa percepção percorrer o eixo passado/futuro, que é o eixo a que espontaneamente adere nossa percepção, ou levá-la a se deslocar em direção ao plano da eternidade. Como isto não é natural, torna-se necessário algum apoio para, em primeiro lugar, percebermos que estamos no presente, e não na linha passado-presente-futuro, e em segundo lugar, para, por contraste, aprender a perceber, no eixo do agora, o plano da eternidade.

A música é um excelente elemento de contraste, que corporifica a linha passado-presente-futuro, e diante dessa corporificação torna-se possível notar que o presente sempre permanece e perceber o que é a dimensão (o plano) da eternidade.

A vivência do tempo por meio da música é uma das experiências fundamentais desta arte. Isto é sabido pelos músicos, e os especialistas conhecem um compositor ou um intérprete pelo uso particular que fazem do "tempo", de como criam certas acentuações e certas suspensões capazes de corporificar com evidência o fato de estarmos atados à percepção linear do tempo. E não falo aqui do ritmo apenas, mas do uso de todos os elementos musicais, o timbre, a melodia, a harmonia, para corporificar o tempo.

Um dos exemplos mais notáveis, neste sentido, talvez seja o *Bolero* de Maurice Ravel, em que a melodia em marcha, o ritmo obstinado de fundo e o crescendo orquestral não menos obstinado levam a uma sensação da dimensão tempo como poucas obras o fazem. Provavelmente, essa percepção, mesmo que não inteiramente racionalizada, tenha gerado o fascínio que essa obra causa, inclusive naquelas pessoas que não apreciam música habitualmente.

Precisamos reconhecer melhor a dimensão tempo para que dela nossa percepção se liberte e se amplie. Talvez o corpo esteja mesmo fadado a não poder se libertar do tempo e tenha uma existência confinada a um determinado setor deste. Não podemos nos deslocar corporalmente no tempo, nem podemos escolher existir num tempo que sabemos existiu ou existirá — ao menos não em condições normais.

O corpo não é livre diante da dimensão tempo; é escravo desta. Mas diz o conhecimento tradicional que a percepção pode se libertar da sensação do tempo, o que significa ingressar na dimensão seguinte que lhe é fronteiriça, aquela que recebe o nome de plano da eternidade e cujo ponto de interseção com o tempo linear é o agora.

Que a psique move-se no tempo, em alguma medida, todos sabemos porque o experimentamos. As memórias de infância, os condicionamentos da formação educacional, os desejos de futuro, as visualizações de situações, os trabalhos de reconstituição retrospectiva — como na psicanálise ou numa investigação detetivesca —, o planejamento de uma empresa, são todas formas de deslocamento da percepção no tempo. Mas este deslocamento também ocorre dentro de limitações bem definidas. Não vemos o futuro nem "voltamos" ao passado realmente. Para isso precisaria o corpo se deslocar para lá, pois que no corpo é que se encontram os órgãos da percepção física. Não podemos nos deslocar para depois de amanhã e saber o resultado de uma loteria — e por isso ela permanece loteria — ou de uma decisão judicial. O corpo e seus sensores da realidade não se deslocam no tempo. Deslocam-se sim no espaço.

Já se disse que a grande vantagem de se ter poder ou dinheiro é poder "comprar os melhores lugares" nesta terra. O melhor é manter o corpo na melhor localização espacial possível, já que quanto à localização temporal não há escolha.

É melhor estar num lugar onde haja um belo prato de comida à nossa disposição do que estar em um lugar onde não haja tal disponibilidade. Essa escolha é possível, e todas as lutas pela sobrevivência se referem ao poder de se escolher o lugar, o espaço: habitar o castelo é preferível a se aninhar no celeiro ou ao relento; estar bem instalado em Paris é melhor — opinião geral — do que viver numa terra pobre e inóspita; prefere-se a sombra num lugar de sol inclemente e o sítio ensolarado num ambiente gélido, etc.

Com o tempo não há escolha. Estamos sempre no presente, e nem a visualização do futuro nem a memória do passado alteram este fato. Ao longo da linha presente-passado-futuro não há escolha, o tempo corre ou nós corremos por ele. Mas na interseção entre essa linha horizontal do tempo e sua linha vertical, a do "agora que sempre permanece agora", reside a possibilidade de deslocamento no tempo. Um deslocamento que não é "para a frente" ou "para trás", mas para o ingresso num outro plano (e, do plano, tem-se acesso aos pontos da linha do tempo, "à frente" e "atrás").

O símbolo da cruz para esta relação entre as duas dimensões do tempo é também o símbolo cristão da ressurreição, de Jesus ter morrido para esta dimensão para que o Cristo renascesse em outra dimensão, na eternidade.

Não no nível absoluto de transcendência de um Jesus Cristo, e aliás nem sequer próximo a este, mas num nível acessível a cada pessoa, bastante modesto mas já efetivo, a música ao delinear o eixo horizontal do tempo, e na medida em que perante este eixo nos localizemos adequadamente na percepção do agora, funciona como uma espécie de plataforma de salto para o eixo vertical, para que ampliemos a percepção para até o plano da eternidade.

Então, a música como "arte do tempo" não apenas se expressa artisticamente no tempo, mas é capaz de ser utilizada para deslocar nossa percepção a respeito do tempo.

É pretensioso pensar ou dizer uma coisa dessas, "tocar a eternidade", na medida em que não percebemos quão próxima esta dimensão está, mas próxima por um caminho que nunca trilhamos — e por isso a sensação de inalcançável —, e esta é a questão que o símbolo da cruz esclarece: o tempo tem duas *direções* diferentes — há ainda uma terceira, diz a tradição, que lhe confere *volume* — e não há como na direção horizontal ascender à vertical.

Quantos metros ou quilômetros preciso percorrer numa linha reta horizontal para ascender um milímetro na direção vertical? Você pode percorrer o infinito horizontal sem se deslocar nem vislumbrar nada de ponto algum fora dessa linha. Sob este ponto de vista, o da mente treinada para a percepção da linha passado-presente-futuro, a eternidade está a uma distância incomensurável, impossível sequer de ser idealizada, e portanto é mesmo pretensioso achar possível vencer essa "distância" — como até é pretensioso afirmar que exista eternidade —, pois dentro da perspectiva passado-presente-futuro ela não existe.

Quando numa audição musical que nos envolve esteticamente, ou quando dançando num baile, a música nos conduz ao envolvimento completo da dança e não sentimos o tempo passar, ou melhor, sentimos o enlevo de sermos arrebatados para fora da linearidade do tempo, como ele vinha sendo para nós até então; estamos diante dessa qualidade da música: mexer com a sensação do tempo.

(Fica a sugestão de pesquisa para a viagem no tempo por meio da música.)

Terminada a música, voltamos ao andamento normal dos aconteceres, como se diz, saímos do "transe" ou do enlevo musical.

Mesmo que nestes exemplos não se trate de tocar realmente a dimensão da eternidade nem do agora, como realmente não o é, mas apenas um simulacro disso, já se percebe a direção do que estou tentando descrever com as palavras. Conto com a experiência de meus leitores de terem já, em seus bailes e apreciações estéticas da música, vivido esse enlevo, essa "saída" do tempo habitual.

E esse poder da música não se refere apenas à música "de qualidade", à erudita, ou àquela voltada para "cultivar o ser humano". Toda música nos desloca no tempo. O que seria do carnaval, não fosse a música que tira o chão de debaixo dos pés — a ponto das pessoas passarem a pular, pular carnaval? Como sair da realidade e cair na folia sem uma magia que nos realoque no tempo? O carnaval sempre esteve associado às músicas de carnaval, e quanto mais forte é sua música, mais forte é a festa de saída da realidade, o carnaval.

Nas discotecas as pessoas que dançam até se acabar, sentindo-se gratificadas e aliviadas depois de muito chacoalharem sob algum som tecno ou dance, também vivem a experiência de deslocamento no tempo por meio da música. Procure fazer qualquer uma destas duas atividades sem a música, para confirmar que não é o movimento corpóreo nem o clima de euforia que promove o enlevo. Chame seus amigos e procure fazer em grupo: todos pulando e dançando sem música, para se tornar ridiculamente claro que a música é o essencial nas festividades de saída do tempo cotidiano.

As práticas do candomblé e dos ritos religiosos africanos utilizam o ritmo percussivo para promover este efeito de deslocamento da realidade habitual para outra, desconhecida a quem não a experimentou.

Viajar com a percepção pelo tempo não é tão raro nem difícil assim e é algo incorporado nas atividades sociais, apesar de não ser visto por esta ótica.

Nos exemplos acima, o ritmo forte da música é praticamente o total responsável pelo seu efeito. Uma música só ritmo reforça a permanência da percepção na linha passado-presente-futuro mas acelerando-a ou retardando-a, e com isso cria o deslocamento do tempo natural.

Já uma música que tenha melodia e harmonia, com ênfase igual ou maior que a do ritmo, promoverá outro tipo de efeito na sensação de tempo.

Experimente ouvir uma música que esteja ao seu alcance agora, não importa qual, e procure acompanhar o desenrolar da música, envolvendo-se por completo.

Se você fez a experiência com música tecno, rock, axé, carnavalesca ou afins, as quais são quase só ritmo, deverá ter percebido como o ritmo forte e outras peculiaridades destes tipos de música enfatizam o tempo de tal maneira que, de algum modo, ficamos mais presos a ele, apesar de haver o deslocamento que produz certa vertigem.

O efeito deste tipo de música é fortalecer a pulsação do ritmo físico, do "tempo físico" e, conseqüentemente, ele nos encerra mais na linha passado-presente-futuro. Todos sabem da ansiedade e da "fissura" presente nos ouvintes regulares dessas músicas, uma ansiedade que é justamente a acentuação do impulso do passado para o futuro.

Então, os comentários feitos acima sobre o deslocamento temporal das músicas das folias carnavalescas e danceterias se referem a um deslocamento pela acentuação do tempo: tudo se passa de modo mais intenso, mais urgente e não há lugar para a percepção do presente, pois estamos deslocados com mais vigor e energia para o futuro, estamos acentuando o deslocamento do passado para o futuro, e às pessoas que participam dessas folias isto soa como "chegar antes ao futuro", acelerar o ritmo da vida.

Isto reverbera com especial similitude a ansiedade típica da fase adolescente de vida, quando tudo é transição e promessa de futuro.

Como o fato concreto da passagem do tempo físico se mantém inalterado, mesmo que a percepção do adolescente se acelere na linha do tempo, nada acontece de concreto com sua vida. Há apenas um aumento do descompasso entre o que a percepção começa a pedir e a andadura de seu corpo físico e dos fatos concretos, que começa a lhe parecer demasiado lenta. Quando o adolescente volta à realidade normal esta lhe parece devagar, sem o "beat" de urgência para o futuro, e disso decorre um aumento da ansiedade e do desejo de aceleração.

Se você experimentou ouvir algo como música erudita, para envolver-se integralmente, como proposto, então deve ter percebido como a música se desenrola em muitas dimensões diferentes: há a melodia, a harmonia, o ritmo, e ora um ora outro fica mais evidente, havendo sempre como que intervalos ou silêncios entre as partes musicais, permitindo que dentro do transcorrer da música existam momentos de "vazio musical", que são uma forma de nos sensibilizarmos a respeito do presente, da suspensão momentânea do correr do passado para o futuro, e localizados nesse instante estamos próximos da possibilidade de contato, por meio da perpendicular do agora, com o plano da eternidade.

Em resumo, na música feita só de ritmo, há tensão e depois mais tensão; na música com mais dimensões musicais, há alternância entre tensão e relaxamento, formando como que "vazios" no correr do tempo.

As composições de Beethoven e Wagner constituem talvez os maiores exemplos de silêncio expressivo dentro da música ocidental. Se você experimentar ouvir certas músicas destes compositores, notará como o tempo às vezes corre, às vezes parece suspenso ou, por um instante, inexistente. Trata-se aqui de apenas uma sensação auditiva e de sensibilidade que alude a essa possibilidade. Tais músicas não nos levam realmente a outras dimensões do tempo, mas nos recordam e sensibilizam para o fato de que estas existem, informando nosso organismo dessa outra possibilidade a respeito do tempo. Enfim, essas músicas nos sensibilizam para uma outra dimensão possível dentro do existir.

Outra composição erudita já citada, o *Bolero*, de Maurice Ravel, produz uma sensação a respeito do tempo ainda diferente daquelas. Se o leitor ainda não ouviu esta peça, bastante divulgada, seria bom tomar contato com ela para entender o que quero dizer. Aos que já a conhecem, recomendo escutá-la novamente.

O *Bolero* repete sua longa melodia inúmeras vezes, como se após terminar seu ciclo, a melodia recomeçasse do mesmo ponto. A variação no uso dos instrumentos, e a beleza melódica e de instrumentação impedem que essa repetição seja aborrecida e, pelo contrário, ela mostra um fascínio novo a cada repetição do ciclo melódico.

Esta é uma ilustração de outra característica do tempo linear: sua ciclicidade. O conhecimento tradicional nos diz que o tempo é cíclico e não realmente uma linha reta infinita para o passado e para o futuro; estas duas direções são apenas convenções a partir de um certo ponto dado, o presente, e tudo se repete após o fim de um ciclo. Como bem o mostra o *Bolero*, a cada repetição as variações dos timbres conferem um colorido tão novo à mesma melodia-harmonia-ritmo que nem notamos ser igual à vez anterior, mas desejamos tornar a ouvi-la, como se fosse a primeira vez.

A física moderna admite e prova que não apenas o tempo mas também o espaço é curvo e circular. Os antigos conceitos de "eterno retorno" foram confirmados como uma realidade não apenas psicológica mas também física. A própria superfície terrestre, o espaço que habitamos, é curva, e talvez seja a prova mais diante de nossos narizes de que o espaço é curvo.

Assim também o tempo é, em realidade, curvo — e aqui o símbolo da cruz já não é sua melhor representação. O *Bolero* de Ravel nos leva a experimentar esse tempo curvo, o "eterno retorno" cujas variações nos impedem de ver nele uma repetição, mas algo que a cada volta nos fascina novamente. E, de alguma maneira, isto retrata o decorrer do tempo em nossa vida que, se ela como um todo é um ciclo, possui dentro de si ciclos menores que se repetem, com variações, mas cuja linha principal — como a melodia de Ravel — se mantém sem que a percebamos inteiramente, e tudo nos soa novo a cada vez; mas, ao mesmo tempo, também tudo nos soa parecido ou estranhamente familiar.

A cultura do Oriente Médio e do Extremo Oriente traz inúmeras representações do tempo como sendo circular e não linear. A melodia das músicas dessas culturas inclusive tem uma circularidade que para nós do Ocidente desconcerta, pois parece que a música "não sai do lugar". Acontece que essa música representa um outro conceito de tempo diferente do nosso. E a partir desse conceito de tempo circular do Oriente, suas civilizações têm-se mantido numa estabilidade ao longo dos milênios que impressiona ao jovem Ocidente, cuja acentuação do tempo linear leva a estar sempre apontando para uma nova etapa, a próxima que está por vir, em oposição àquela que já se foi. No tempo circular oriental, não há porvir nem por ir, tudo está presente todo o tempo, só que estamos ancorados num "agora" de cada vez — uma visão que aproxima o plano da eternidade da linha do tempo comum.

A música de Ravel conjuga de modo especial a linha melódica, a linearidade do tempo, com a circularidade da repetição, e de certa forma esta música nos soa próxima da música de outras culturas e um tanto distante da música erudita convencional. Isto não apenas porque sua melodia é calcada numa melodia tradicional da música árabe — cujas melodias dão voltas sobre si mesmas — mas porque o ciclo melódico se repete inúmeras vezes a perder de vista, como a ciclicidade da vida.

O próprio Ravel não desejava que considerassem seu *Bolero* inteiramente como música, mas sim como um experimento musical.

Esta é então uma música que ilustra diversas faces da dimensão tempo, algo muito especial portanto, e não é à toa que praticamente todas as pessoas param embasbacadas diante dela.

7

Curar, Educar e Deleitar

A música pode curar, educar ou deleitar, ou ainda executar duas dessas ações ou as três ao mesmo tempo. Na verdade mais absoluta, ela executa sempre as três, pois, como veremos no decorrer do capítulo, são indissociáveis mesmo quando se procura acentuar uma das ações.

A Musicoterapia cuida do quesito "curar" e tem a música como um elemento que ajuda as pessoas a se recuperar de alguma enfermidade ou deficiência física ou psíquica. As pessoas que procuram a música como "terapia" podem ter a ilusão de nela encontrar apenas uma terapia.

A Educação Musical, como o termo é usado, cuida exclusivamente da educação musical, seja do compositor, do executante ou das crianças e adultos leigos para a boa participação no universo musical. As pessoas que procuram alguma forma de "educação musical" raramente pensam na educação delas próprias por meio da música; no mais das vezes, pensam em se "educar" para produzir música, isto é, pensam nelas como meio para chegarem à música, e não na música como um meio para chegarem até elas mesmas.

O Deleite Musical cuida da música como lazer, seja a ida em trajes elegantes a um concerto, ao encontro de amigos num ambiente musical, seja a apreciação das diversas formas de música. Para as pessoas que apreciam usufruir do que a música tem de bom, isto costuma bastar.

Percebemos, nas três vertentes principais pelas quais as pessoas se aproximam da música, que em todas o enfoque é parcial. O "educando musical" nem sempre se deleita com a música, assim como também não está preocupado com o que a música causará na sua pessoa, pois para ele o importante é "aprender" música; o "deleitando musical" também não, assim como não organiza sua relação com o universo musical, pois deseja extrair dela o que ela possa fornecer de mais imediatamente agradável; o "terapeutizando musical" terá com a música uma relação de necessidade, e diante de uma necessidade que urge, como uma cura, geralmente não há espaço para deleite ou para aprender coisa alguma.

Mesmo que em sua forma pura estas atitudes não existam, e cada um dos hipotéticos interessados em música acima descritos sejam realmente casos inexistentes, de algum modo a relação das pessoas com a música se estabelece a partir de uma dessas linhas, quase que exclusivamente, levando-as a enfocar a música sempre do modo errado — não pelo enfoque "em si" estar errado, mas por ser incompleto.

Somente quando consideramos a relação com a música a partir dos três enfoques conjuntamente — curar, educar e deleitar — é que se pode dizer que estabelecemos relação plena com a arte musical.

Do que estou afirmando infere-se que, em todas as atividades, ao curar é preciso igualmente educar e deleitar; ao se deleitar — o deleite verdadeiro — é preciso que haja cura e educação também, assim como não existe o educar sem que junto exista cura, de algum tipo, e deleite. Pois é exatamente isto o que estou afirmando, não apenas a respeito da música, mas de todas as artes e matérias que levem ao aprimoramento do ser humano.

8

Terapia Musical na Antigüidade

A terapia por meio da música é tão antiga quanto a necessidade do homem de aliviar ou curar suas dores, da alma e do corpo, e com certeza é mais antiga do que a música enquanto arte.

Os registros na Grécia, Egito, Índia e China apontam para a música como importante elemento da religação do homem com a harmonia maior, sendo estas as fontes mais importantes de cultura sobre nosso planeta, ao menos até onde a análise histórica alcança. Portanto, a música foi uma das formas utilizadas para essa religação do homem com sua fonte, um modo de recontatar o sentido de Unidade ou Harmonia.

O sentido grego antigo de musicoterapia consiste em se criar música em consonância com a harmonia mais alta, de modo a produzir nas pessoas um estado de alma e um comportamento determinado.

O mito de Orfeu e a obra de Pitágoras, os paradigmas mais remotos da música na cultura do Ocidente, apontam para essa música de consonância entre o "acima" e o "abaixo". De algum modo, as experiências técnicas e práticas de Pitágoras, a respeito das relações entre as alturas sonoras, a divisão da oitava, as reverberações e os sons harmônicos naturais — que vieram a ser o fundamento da música ocidental, a começar da divisão da escala em doze semitons — deram uma base material à arte sonora, para que esta viesse a ter boa capacidade para ser esse elemento de ligação entre o "acima" e o "abaixo"; isto é, reproduzir em escala humana uma harmonia proporcional à Harmonia do funcionamento do todo maior, a chamada "Harmonia das Esferas". Ao menos todos os relatos da utilização da música por parte desse sábio falam do uso do som para determinadas finalidades, de cura física, de transformação emocional ou da criação de um estado mental favorável à consciência elevada.

De todas as maneiras, estes relatos falam de "terapia" musical, em seu sentido mais amplo. Não há registro do uso de música por aquele sábio — ele próprio o criador da música ocidental — como aquilo que denominamos hoje de "arte", um meio de expressão de sentimentos pessoais, de sensibilidade estética ou de um conceito (e aos gregos não faltavam senso estético ou conceitos para expressar). Os registros falam do uso da música como expressão da Harmonia das Esferas, no mais das vezes de modo que essa harmonia beneficiasse aqueles que a escutassem, promovendo um estado consoante com essa harmonia. Dizem os registros, inclusive, que Pitágoras era capaz de ouvir realmente os sons dessa Harmonia do todo; e como as outras pessoas não alcançassem essa audição extra-sensorial, ele em sua compaixão procurou reproduzir em sons audíveis os sons inaudíveis e celestes que emanam da ordem cósmica.

Assim, a musicoterapia parece ter precedido a música como arte — no sentido em que hoje consideramos esse termo, nunca é demais repetir, de arte como expressão estética pessoal ou social.

Como todos sabemos, depois a música veio a ter valor como expressão artística e estética, sendo sua função terapêutica considerada como item opcional, ou até mesmo como um "uso menor" desta arte.

No entanto, seja qual for a opinião do leitor a esse respeito, se é melhor a música em si ou a música terapêutica — se é que realmente existe tal diferença —, o fato é que em sua origem está a música como fator de ligação do homem com a Harmonia mais alta, e deste seu poder — ser um *médium* entre homem e cosmos — a música recebe o potencial de ser uma arte que nos aproxima da religação com o alto, essa busca de algo impalpável, mas pressentido por todos os humanos de certa sensibilidade, assim como recebe o potencial de ser um meio eficiente de terapia para todos os níveis do ser humano: o físico, o emocional, o mental e o moral.

O sentido atual de musicoterapia está bastante centrado em colocar o paciente em contato com os instrumentos musicais de modo a produzir sons musicais. No ludismo evidente desta relação ocorre a possibilidade do processo terapêutico. Fala-se aqui do efeito de o paciente experimentar o som, o ritmo que ele próprio produz, expressar as melodias de sua imaginação, ganhar em motricidade e ordenação cerebral, e assim por diante.

Os gregos idearam sua terapêutica musical por um caminho diferente. Eles propunham uma "música" que tivesse em si efeito terapêutico sobre quem a escutasse. Um aedo com sua lira deveria saber entoar melodias e ritmos capazes de produzir este ou aquele estado nos ouvintes, não só em condições extremas de cura — no caso de uma pessoa doente, de uma aflição evidente. O próprio transcurso do cotidiano, das reuniões sociais e das celebrações era preenchido com música assim produzida — com o intento e a capacidade efetiva de criar um "estado vibratório" (que hoje chamaríamos de "clima emocional") afim com a atividade que estava sendo desenvolvida. Isto criava uma harmonia entre a disposição das pessoas e os afazeres que estavam cumprindo. Esta era uma das formas terapêuticas desse tempo: o semeio de harmonia ao longo do percurso da vida, para que não se chegasse tão amiúde aos casos extremos de terapias regenerativas. Afinal, é também terapêutico não deixar que algo degenere; aliás, é de uma inteligência terapêutica ainda maior que a regeneração posterior.

Como enunciou Aristóteles, a música tem o poder de produzir certas emoções, e a pessoa que ouve determinadas músicas "torna-se acostumada a sentir as emoções certas". A música com tal poder era, parecem dizer os registros antigos, aquela produzida pelos sábios, por pessoas que conheciam suas qualidades, um nível de profundidade musical que hoje nos escapa.

Podemos pensar ainda que o grande sábio Pitágoras ideou um sistema por meio do qual em se obedecendo certas "regras musicais" estivesse garantida a produção de uma determinada qualidade ou efeito musical (é a isto que se refere, talvez de maneira algo distorcida ou incompleta, a correlação das escalas gregas antigas com determinados estados de ânimo).

Assim, definidas com sabedoria as guias pelas quais os músicos pudessem produzir suas músicas e obter os efeitos, estes músicos talvez não precisassem ser tão sábios assim, talvez precisassem ser apenas inspirados e imaginativos em seguir as "regras musicais" que receberam do sábio.

Esta distinção entre o sábio que conhece o valor superior da música — ela como *médium* entre homem e cosmos — e o executante musical — o "músico" — é muito semelhante àquela distinção entre o mestre das artes, aquele que expressa voluntariamente um conteúdo por meio de uma obra de arte, e o artesão das artes, aquele que tem a habilidade de gerar as formas artísticas.

O sábio sabe o que ocorre a partir da música e como engendrar seus efeitos; o executante sabe, na maioria das vezes, que isto ou aquilo "fica bem" ou é agradável, ou quando muito, que certos modos, ritmos ou melodias propiciam este ou aquele efeito, mas não sabe o porquê disso nem tem a visão maior de como se organiza a estrutura musical para se chegar aos seus poderes.

As duas divisões, seja aquela da Grécia Antiga entre sábios e aedos, seja a renascentista entre mestre e artesão das artes, parecem estar na origem da divisão entre música "terapêutica" e "artística" — sempre realçando o quão fictícia é esta separação, mas sem esquecer que de algum modo ela existe na mente atual, é preciso tratar dela, para justamente desfazer o equívoco.

A música dos que sabem o sentido maior da música e, portanto, têm condição de por meio dela expressar algum conteúdo — e, para sábios, convenhamos, o grande conteúdo talvez seja a relação do homem com o cosmos — seria a "música terapêutica", a música que nos restabelece a um nível de consciência superior àquele em que nos encontramos.

A música dos aedos e artesãos seria a "música artística", aquela que se desenvolveu a partir da habilidade dos instrumentistas, executantes e compositores, que criavam suas formas sonoras movidos por um conceito estético, bom gosto artístico, temperamento pessoal ou pelo aperfeiçoamento da própria linguagem musical (no entanto, desvinculada de qualquer outro sentido maior da música).

Como o padrão de base da música (divisão da oitava, os modos antigos e modernos, a escala diatônica) era aquele proposto pelos sábios, a música artística continuava tendo base terapêutica e assim a música se disseminava, mantendo seu conteúdo fundamental de *médium* entre homem e cosmos, mesmo que os artistas estivessem esquecidos dessa origem ou mesmo que eles nunca houvessem sabido disso.

Quanta maestria criar um sistema que perdura até nas mãos de quem não sabe inteiramente do que se trata, e que mesmo assim continua produzindo os efeitos harmonizantes propostos por seus criadores!

Esta, aliás, é uma conduta presente em todas as chamadas *artes esotéricas*. Elas não se mostram como tais, mas permanecem sendo como que o substrato da arte acessível e manipulável por aqueles que não conhecem seus segredos, e mesmo assim o conteúdo esotérico da arte se mantém e poderá ser compreendido por aqueles que souberem da existência dessa outra face, oculta.

Assim é com o baralho do Tarô que originou o baralho comum, que todos praticamente já manuseamos, ao menos numa tarde chuvosa na estação balneária, sem sabermos a cosmogonia por trás dos números de dois a dez, do Um inexistente substituído pelo Ás, carta tão valorizada nos jogos, das três "figuras" que se destacam das demais e formam uma trinca à parte...

O baralho comum fascina, não apenas porque as pessoas gostam de jogos. O fascínio que o baralho provoca é especial e provém da "cosmogonia" que não sabemos existir nem racionalizamos, mas que algo em nós pressente e nos faz manusear aquele "pequeno universo" das cartas do baralho, apreciando participar do microcosmos que ele encerra, reflexo de uma ordem maior.

Isto não significa que todas as atividades feitas com cartas sejam dignas de um buscador do conhecimento; boa parte delas é mesmo contrária, mas as informações cosmogônicas estão lá nas cartas e algo em nós se encanta, mesmo que não tomemos uma direção útil a partir do encanto.

Enquanto jogamos paciência ou "buraco", somos leigos brincando com uma cosmogonia que nos faz passar o tempo com uma distração. Também a música pode ser distração inofensiva, embora seu substrato contenha potencialidades das quais nem se desconfia, emanando dele o encanto que se transfere tanto para a distração musical como para um jogo de cartas.

Outras pessoas utilizam a cosmogonia presente no baralho para, por meio de sua ordenação intrínseca, ler a sorte ou compreender algum processo ou evento. Este uso é mais raro que o primeiro. O uso completo da cosmogonia do baralho, então, ainda mais do Tarô que contém outras cartas adicionais e importantes, este sim realmente é raro, tanto que se dá muitas vezes por inexistente.

Assim, para mantermos a comparação com a música, há pessoas que usam as leis musicais do Ocidente para tapear o ócio, outras para expressar um estado de alma ou um conceito estético e, seguindo essa linha de raciocínio, mesmo que as provas concretas sejam rarefeitas, parece que há algumas ainda que sabem o que estão fazendo quando estão com a música em suas mãos.

A música é terapêutica mesmo quando não tem a intenção de sê-lo, por tudo o que foi explicado: as bases sobre as quais se formou visando à religação entre homem e cosmos. O grau de maestria no uso de um instrumento musical gera diferentes níveis de resultado terapêutico, desde o relaxamento por uma distração agradável até mesmo a criação de estados alterados na vibração energética do ser humano e, portanto, em sua consciência.

Assim, a chamada música "artística" se insere como um nível possível daquilo que chamamos aqui de música "terapêutica"; em outras palavras, não há uma verdadeira distinção entre uma e outra, pois que a música artística é sempre e também terapêutica; mas como a música terapêutica pode não ser considerada artística, dentro dos padrões estéticos de uma determinada civilização, não há uma simetria entre esses dois aspectos da música.

Na musicoterapia, como o nome diz, a música em si tem valor terapêutico. Este é o sentido da terapia musical tal como vista pelos gregos e pelas escolas tradicionais e utilizada por diversas civilizações para curar, restaurar, equilibrar e vitalizar.

Esse sentido difere, em parte, do uso da musicoterapia atual, em que os conteúdos musicais são relegados em favor da prática da música por parte do paciente, mesmo que esta música seja de pouca "qualidade". Deverá ser bastante óbvio ao leitor que um paciente em terapia, que nunca tenha sido ensinado e treinado no ramo musical, ao produzir música fará coisas bastante desarticuladas, na grande maioria dos casos. Ele não poderia concorrer com o músico erudito preparado desde cedo em seu *métier* tão exigente, em "qualidade", isto é, no conteúdo de seus trabalhos. Nem é isso que a musicoterapia propõe ou espera de seus pacientes.

A terapia musical vale-se da relação lúdica do paciente com os apetrechos musicais e com o musicoterapeuta. Mas ficar só na lida mais imediata com os mananciais de música (os instrumentos, o corpo, a voz), mal comparando, seria como se alguém manuseasse o baralho de cartas como passatempo, em vez de extrair todo o conteúdo possível desta pequena cosmogonia. De alguma maneira, o terapeuta precisará produzir música, ou melhor, uma relação musical de efeito harmonizante sobre o paciente, para que o processo seja realmente eficaz. Um modelo de harmonia precisa ser gerado para que o paciente assimile a harmonia.

A música em mãos inexperientes e despreparadas também não produzirá todo o seu conteúdo possível, que é também uma cosmogonia, mas em forma de vibração audível e não de números (ou a "versão audível dos números", como dizem os pitagóricos).

Os gregos, em sua visão de terapia, contavam com os melhores artistas e os mais altos sábios na composição da música apropriada para os efeitos regeneradores e de harmonização.

Eles criam que a música assim criada era capaz de reverberar nos ouvintes, que passivamente receberiam o benefício regenerador.

É a essa visão primordial da terapia musical que remete a idéia de que a música, sendo composta pelos homens dentro de certos padrões, seja também capaz de recompor (ou reequilibrar) o homem.

Parte II

Música e Conteúdo

9

O Conteúdo da Música

O universo dos sentimentos humanos, ou para ser mais expressivo, das imagens mentais-emocionais que estão presentes na interioridade humana, é bastante complexo e, principalmente, difícil de ser organizado.

As tentativas de criar uma tipologia para organizar o repertório emocional parecem não ter dado em nada, ao menos no campo acadêmico. Já o conhecimento tradicional traz diversas formulações dessa tipologia utilizadas com êxito desde tempos remotos e, com certeza, até num futuro distante.

O universo dos sentimentos, das sensações ou das imagens mentais — e incluo essas três categorias no mesmo rol, pois pretendo que as idéias que começam a ser apresentadas valham para qualquer um desses níveis — pois bem, este universo tem seus conteúdos com contornos pouco definidos. Certas características podem ser bastante marcadas, mas os limites em que um sentimento começa a ser outro provavelmente não podem ser definidos.

O universo das sensações-sentimentos-imagens humanas pode ser comparado ao da paleta de cores do artista pintor. Não quero falar aqui apenas das cores, no sentido espectográfico, mas sim como matizes de luz quando se deseja projetar uma imagem ou sentimento, como é o caso, ou deveria ser, de um artista pintor.

Há um número básico de cores puras que, aliás, raramente são encontradas em seu estado puro. Todo vermelho que vemos corriqueiramente neste mundo "puxa" para um tom, entre os muitos possíveis, do vermelho. Ocorre o mesmo com o amarelo, o azul e até mesmo o branco e o preto, para não falar das cores secundárias, o roxo, o laranja e o verde, ou ainda mais das terciárias e dos tons mesclados.

Todos temos alguma noção básica da tonalidade dessas cores. Quando as introduzimos há pouco, terá vindo à mente de cada leitor a cor, ou uma sensação visual da cor. Se você não percebeu esse processo, imagine agora a cor laranja... então, cada um que ler este texto visualizará provavelmente um tom de laranja diferente. Um puxando mais para o abóbora, outro para o laranja cítrico, ou ainda para um laranja incandescente, ou esmaecido, e assim por diante. Mas todos esses matizes cabem na definição da cor laranja — descontadas aquelas poucas e talvez improváveis pessoas que associam ao termo "laranja" uma cor completamente diferente, um verde ou um amarelo, por exemplo, o que seria o caso de alguém inteiramente deseducado para as cores ou com uma deficiência rara.

Tudo o que está sendo descrito para as cores — o leitor perspicaz já deve ter adiantado — será utilizado como um paralelo comparativo para o universo das emoções. Ao ler tendo isso em mente, você acompanhará melhor o que pretendo mostrar.

As cores puras, assim como a imagem-sensação-sentimento pura, são parâmetros ideais, mas na prática raramente topamos com elas. Um vermelho puxará para o roxo, para o laranja, para o rosa ou para o bordô, na medida em que contenha mais azul, amarelo, branco ou preto respectivamente. O vermelho central a todos estes tons derivados somente poderia ser produzido com segurança em condições de laboratório, de modo a evitar as tendências que o desviassem do tom fundamental.

Assim também as sensações-imagens-sentimentos, como, por exemplo, a *alegria pastoril*, um tipo de alegria já bastante retratado em diversas artes para que saibamos ser algo significativo para a alma humana — a poesia, a pintura, a música e a literatura, no mínimo, trazem exemplos de sobra deste sentimento que por ora chamaremos de *alegria pastoril*, associado à sensação prazenteira do contato com a natureza e à imagem de uma ordenação natural das coisas em que cada participante da natureza ocupa o seu lugar compondo uma situação de harmonia.

Pois bem, a alegria pastoril recebe na mente de cada leitor uma tradução bastante diferente, mesmo quando inteira e apropriadamente dentro do conceito; em alguns casos transformando-a quase naquilo que ela não é, pois que as associações mentais-emocionais da pessoa assim a fazem ver este conceito; e em outros casos ainda a pessoa imaginará algo completamente diferente da visão básica do conceito, talvez por não ter recebido a educação para reconhecê-lo ou por algo em sua interioridade se negar a admiti-lo tal como ele tem sido verificado ao longo da experiência humana.

O paralelo com o exemplo da cor laranja e a tentativa de visualizá-la é exato. Talvez por isso a arte das cores, a pintura, seja capaz realmente de induzir o artista e seu público a perceber, na pintura, os estados interiores presentes no ser humano. E assim igualmente com todas as demais artes.

Os ritmos e alturas sonoras da poesia retratam os estados interiores humanos. E os gregos, sempre eles, já haviam dividido e classificado os ritmos poéticos segundo sua capacidade de retratar esses estados. Quando um poeta grego da Antigüidade desejava apresentar um determinado sentimento, ele sabia qual ritmo métrico era apropriado usar. E provavelmente se fosse um grande artista, ou mesmo um artista, saberia como não tornar monótono o ritmo e a produção do tal estado de ânimo, ora inserindo um contraste nas palavras e no jogo com as idéias, ora usando a melopéia como um contraponto e assim por diante.

Na música também os gregos, e sempre eles, já haviam dividido e classificado as notas e escalas musicais de acordo com sua capacidade de nos sensibilizar quanto a estados interiores bastante definidos. As doze notas da escala ocidental, assim como os modos das escalas gregas — lídio, dórico, frígio, jônico, etc. — tinham sua capacidade de expressão de conteúdo bastante definida.

As histórias lendárias de Pitágoras fazendo um sujeito se acalmar ao pedir ao aedo para tocar sua lira em um modo diferente; ou as ações musicais, por parte de Apolo, para se evitar uma peste descrita na *Ilíada*, são referências a esse conhecimento que os gregos dominavam.

Os gregos consideravam verdadeiro esse conhecimento. E deveríamos considerar o valor desta suposição, pois afinal *eles* criaram a cultura e a arte ocidental, e mais do que todos, deviam saber de todo o arcabouço presente naquilo que idealizaram. É mais provável que os povos que vieram a seguir e utilizaram-se das bases da cultura grega, por não as terem criado, omitissem por ignorância certos aspectos, como a correlação entre ritmos e modos e os estados interiores, do que os gregos estarem errados com relação à verdade desse conhecimento.

A correlação entre cores, ritmos e escalas musicais, como também entre proporções arquitetônicas e esculturais, passos e ritmos de dança e de encenação teatral, e os estados internos humanos, são a base da arte do Ocidente e também de todos os demais povos cuja cultura está avançada o suficiente para sentir a necessidade de se expressar em arte.

Tal correlação para ser útil e verdadeira, ou seja, para ser utilizada com proveito na avaliação do conteúdo humanístico de uma determinada expressão artística, precisa ser considerada dentro dos seus limites legítimos.

Vamos nos valer de mais um paralelo entre as cores e os estados humanos. Numa pintura podemos ter o seu "desenho" bastante bem definido, os contornos de cada figura feitos com exatidão, estando suas cores também bem definidas, ou não, estando muito matizadas, num quadro, por exemplo, com predominância apenas de tons de verde ou marrom. A Mona Lisa, para recorrer a um exemplo universal, pode ser um bom exemplo de desenho bem definido e quase tanto de cor.

Em outra pintura, como numa tela de Van Gogh ou de Monet, este principalmente em sua última fase, temos o desenho indefinido e sem contorno enquanto as manchas de cor são vivamente presentes e, sejam elas cores fortes como em Van Gogh ou esmaecidas como em Monet, o colorido estabelece a forma das figuras do quadro, se bem que sem gerar contornos bem delimitados.

Os estados interiores humanos, em sua natureza, aproximam-se mais da pintura como feita pelos impressionistas, com as cores bastante presentes e um tanto misturadas mas com quase ausência de delineamento, de onde começa e onde termina cada estado interior. É com dificuldade que percebemos quais cores compõem cada massa visual, pelas muitas pequenas inflexões coloridas presentes em cada trecho. Mas, em todo caso, ao final, compondo na tela uma determinada imagem, e na interioridade humana um determinado estado de sensação-imagem-sentimento, que são experimentados em seu conjunto como sendo algo definido.

Não por acaso durante alguns séculos a arte da pintura tentou manter os limites das formas bem desenhados, como que acrescentando à representação da interioridade humana o grau de definição que lhe falta. Ao mesmo tempo em que o desenho era nítido, as imagens eram quase que estáticas ou retratadas em um momento específico e expressivo, onde o gesto nítido representasse aquele estado que o artista pretendia apresentar.

Mais do que "fotografar" em bruto tal estado, a pintura era a representação convencionada, simbólica ou reorganizada de um estado humano; isto apesar de exceções, como é o caso de Goya, aquele que talvez seja o grande contraste de toda a pintura até o final do século XIX.

Concomitante ao advento do impressionismo na pintura, há o surgimento do movimento musical de mesmo nome, no qual harmonia, melodia e ritmo perderam os contornos e limites que antes os caracterizavam. Aliás, esses movimentos foram concomitantes no tempo entre si e também concomitantes ao surgimento da psicologia moderna — o equivalente a uma abertura desajeitada da caixa de Pandora.

Não por acaso esses movimentos da cultura do Ocidente coincidiram com o destampar da interioridade humana, a saída das convenções que desde o Renascimento ordenavam as ações e a psicologia humana, e que estavam bastante desgastadas pelo tanto de formalismo e aparência vazia em que haviam se cristalizado.

A perda do "desenho", do contorno nítido na pintura, a partir do impressionismo, só foi reforçada pelos movimentos seguintes, desde o expressionismo em que os traços de tão fortes não davam mais limite a nada mas eles próprios rompiam com a forma da qual antes eram os guardiões, até os movimentos pictóricos mais recentes em que a cor, o desenho e o próprio suporte da pintura têm vida própria e independente, como um trio em que cada participante tem autonomia sobre a sua parte da partitura e também sobre a partitura dos outros dois. Assim, a cor se impõe sobre o desenho, como já vimos, mas também sobre o suporte, muitas vezes extravasando ou dissociando-se dele. O próprio suporte da pintura, a tela, por exemplo, desaparecendo de cena ou se transformando em tudo o que se possa imaginar. O desenho adquirindo um papel de corte na composição, como no cubismo, para depois chegar a rasgar, literal ou figuradamente, o suporte.

Não quero dizer que o desenho desapareceu da pintura, mas que a cor ganhou uma autonomia para delinear os contornos que antes não tinha. E que isto é significativo de um certo funcionamento dos estados interiores humanos: estes não têm contornos definidos quando avaliados a partir das sensações, das emoções ou das imagens mentais de que são constituídos.

Se fôssemos considerar a mecânica de engendramento dos estados interiores, teríamos aí sim a possibilidade de um desenho claro e bem delineado. Mas como isto requer um autoconhecimento psicológico profundo, um treinamento especial de percepção, um sexto sentido, na verdadeira acepção, para acompanhar a fluidez de desenvolvimento dos estados internos, está fora de qualquer cogitação apresentar este ponto de vista num livro que pretende lidar apenas com a possibilidade de se influir positivamente sobre o estado interno, isto é, ensinar como se criam estados internos possivelmente melhores. A arte de como se desmobilizar os estados internos indesejáveis ou negativos é uma arte à parte, não codificada nas artes nem em nenhum outro veículo de conhecimento conhecido.

Voltemos às cores, à sua indefinição de contorno e à associação que isto tem com a interioridade humana.

Os estados de sensação-sentimento-imagem mental são mais como as cores, vibrantes ou esmaecidos em seu conteúdo principal, mas com tantos matizes que praticamente não há como definir seus limites com a precisão que a mente racional pede.

Assim, em nosso exemplo da alegria pastoril, fica claro que algo em nós percebe que há nesse conceito um teor de sensação-sentimento-imagem que nos é familiar e reconhecível, mas ao mesmo tempo algo em nós rejeita admitir saber realmente ao que se refere o conceito. Não temos a delimitação científica de uma "alegria pastoril", de quantos carneirinhos, que diâmetro de regato e quais curvas ondulantes ele deverá fazer, qual o tipo de vegetação adequada para compor este quadro ou, em outros termos, o quanto há de placidez, de júbilo, de bucolismo, de amor à Natureza ou qualquer outro componente do estado de "alegria pastoril".

Mesmo que alguém definisse tantas partes de placidez para outro tanto de júbilo, uma pitada de bucolismo e tudo repousando no amor à Natureza, uma receita inviável, restaria a questão de saber o que é placidez, o que é júbilo, o que é bucolismo, o que é amor à Natureza, e a questão decorrente: como se obtém, se destila ou se chega a esses componentes básicos. Estou querendo mostrar como este caminho não leva a nada.

Se alguém lhe perguntar do que é composta a "alegria pastoril" — ou qualquer outro estado possível ao interior humano, este é apenas um exemplo, e espero que suficientemente neutro e simpático a todos, mesmo que um tanto passadista, de modo a não estimular reações nos leitores que os impeçam de acompanhar a linha de pensamento — enfim, se alguém lhe perguntar o que é "alegria pastoril", você responderá em linhas gerais o que quase todo mundo responderá, mas você assim como os outros não terá certeza de que é realmente isso e portanto não se mobilizará na direção de fazer algo para compor esse estado, como se ele devesse surgir ou existir por si mesmo, e como se não houvesse nem controle nem delineamento possível na formação de um estado interior.

A Arte, ou tudo aquilo que se considera verdadeiramente como Arte, existe fundamentalmente como uma expressão humana que proporciona aos próprios humanos a formação de estados interiores definidos em seu conteúdo, mesmo que não o sejam em seu contorno.

Não à toa Aristóteles formulou esta questão da seguinte maneira: "emoções de todo tipo são produzidas pela melodia e pelo ritmo; por esta razão, é através da música que uma pessoa se torna habituada a sentir as emoções certas; a música tem assim o poder de formar o caráter". O texto segue interessante, mas por ora este trecho é suficiente.

"Sentir as emoções certas" pode se antepor a "sentir as emoções erradas" ou "sentir as emoções incertas", e considero que ambas as anteposições são esclarecedoras do papel da música — como também de outras artes, mas num menor grau — na formação do caráter do ser humano.

As "emoções incertas" são aquelas que estão mal definidas, que foram malformadas e que portanto não chegam a compor um complexo vivo e útil às experiências interiores do ser humano. Há muita música erudita de muito compositor tecnicamente competente que é assim: não diz nada, o conteúdo da música parece não fomentar nada de vivo ou interessante dentro da gente. As opiniões subjetivas irão discordar a respeito de qual música diz ou não diz algo, tem ou não tem conteúdo, o que não deve ser um fator que impeça prosseguir a investigação, mas que nos torne cuidadosos ao proceder à investigação dos conteúdos da arte e da música.

As "emoções incertas" têm suas cores, além de seu contorno, mal definidas, se é que a analogia suporta bem nos acompanhar até aqui — as analogias são como os corredores de curta distância, chegam antes num lugar próximo, mas costumam perder o fôlego logo nas longas distâncias. A falta de clareza da "cor" ou do "teor humano" das emoções incertas faz com que elas pouco contribuam na formação do caráter. Assim como um tom esmaecido de bege, meio verde meio marrom e cinza, dificilmente acrescentará personalidade a uma pintura, no máximo compondo uma região do quadro que deva ser menos percebida pelo olhar, assim também uma "emoção incerta" em si mesma nada faz de constitutivo pelo estado interior humano.

Pelo contrário, um quadro que tenha uma grande área "colorida" com o tom de bege acima descrito, salvo alguns artifícios de realce ou um uso especialíssimo da ausência de tons, nos dará uma sensação pouco agradável e pouco significativa. Assim também, no interior humano, um estado de sensação-imagem-sentimento mal definido em seu teor ou conteúdo nos levará a estados de dúvida, insatisfação, inoperância e confusão.

Os dias em que a atividade humana é pouco definida, como um sábado à tarde, quando a tarde é cinzenta e de tempo indefinido, e quando não há nada que nos ocupe ou motive em especial, em que tudo poderia acontecer mas nada acontece, talvez sejam um retrato válido desse estado interior. E com certeza não é com ele que desejaríamos levar adiante qualquer coisa na vida.

As "emoções erradas", a segunda contraposição às "emoções certas" definida por Aristóteles, são aquelas que nos são indesejáveis, na maioria das vezes por serem desagradáveis, quando o mais acertado seria que elas fossem "erradas" por serem contrárias ao padrão de valores que elegemos seguir.

Para alguém que elegeu a não-violência como padrão de conduta, a emoção errada é a que conduz a, ou nutre, estados e atos violentos. Para quem elegeu a verdade como padrão, emoção errada é a que dissimula, oculta ou falseia as sensações, sentimentos e pensamentos. Para quem não elegeu padrão de valor algum, pouco resta senão seguir mesmo o padrão humanamente inferior do que lhe agrada e evitar o que lhe desagrada, tirando daí a conotação de "certo" e "errado".

Poderíamos dizer: *perseguir* o que lhe agrada e *perseguir*, no outro sentido da mesma palavra, o que lhe desagrada; este jogo de palavras revela que, no fundo, as duas direções têm muito em comum e podem mudar facilmente; revela também como nascem os "certos" e "errados" relativos, tão comumente discutidos pelas pessoas e que, nesse nível, não podem mesmo deixar de ser relativos, isto é, existir em relação ao humor circunstancial e às reações instintivas.

O conteúdo da expressão artística passou a ser considerado, desde o começo deste século, no mínimo, como um fator de escolha pessoal do artista, como algo não avaliável nem que devesse sofrer qualquer restrição, pois o campo do "conteúdo" seria indicado para o artista pôr para fora tudo o que naturalmente lhe surgisse como impulso. Nunca antes isso fora assim.

Não é de se estranhar, conseqüentemente, que a arte deste século passasse a ter uma preocupação muito grande com a *forma*, enquanto o *conteúdo* passou a ser visto como algo de escolha arbitrária, de "liberdade" inescrutável do artista, fora de qualquer possibilidade de acesso organizado. E mais, o conteúdo da obra de arte começou a ser visto como algo menos importante que sua forma; o que vale para a música, com as pesquisas da eletrônica, dos ruídos e de tudo o mais que extra-sonoramente foi agregado à arte musical, não pela necessidade essencial de um artista ou de um grupo de artistas para expressar um *novo conteúdo*, mas pelo gosto formal da pesquisa, por inovar a forma mesmo quando não há conteúdo para fazer valer o uso dessa forma nova. A música passou, como as demais artes, a ser uma questão de *pesquisa de linguagem*, pouco importando — ou sendo menos importante — *o que* está sendo dito por meio dessa linguagem.

O resultado natural da dissociação entre forma e conteúdo na arte é a multiplicação dos meios de comunicação (a forma), a ponto de se dizer que *tudo* é mídia, ou inclusive que a mensagem é a própria mídia, ou seja, a mídia falando dela mesma, como vemos, tão significativamente, naquelas pessoas que são famosas e aparecem na mídia justamente porque são famosas e aparecem na mídia.

A preocupação excessiva com a linguagem gera um círculo vicioso, em que a linguagem começa a tagarelar sobre si mesma. A arte deste século fala da arte deste século, fala de si mesma. A pintura comenta a pintura, a música comenta a música, o teatro o teatro, numa pesquisa que talvez possa afiar a linguagem, mas a desconecta, muitas vezes, do contexto humano.

O conteúdo musical reflete "estados" ou matizes da sensação-sentimento-imagem mental presente nos humanos, assim como este conteúdo poderá vir a se refletir, isto é, influir na interioridade humana.

O primeiro passo para se organizar estes conteúdos é uma espécie de classificação por contraste, em que, como no exemplo da paleta de cores, procuramos definir os tons fundamentais para deles compor tons secundários até o extremo oposto em que todas as cores se misturam de uma maneira em que tudo é indefinido, e portanto inútil e pobre.

Assim, nas idéias que apresento a seguir, o leitor pode forçar a mão até que cada conteúdo fundamental perca sua definição. Ao questionar um tom de azul, uma pessoa pode levá-lo a extremos, perguntando se aquele quase-preto ainda é um azul, ou se aquele outro quase-magenta ainda é azul, ou se um esmaecido-azulado-talvez-cinza ainda é azul. Do mesmo modo, é fácil levar à descaracterização um conteúdo ou arquétipo cujo delineamento é menos fundamental para sua definição do que o seu teor ou sua "cor".

É fácil criar confusão. Ainda mais quando se trata do interior subjetivo do ser humano. Aliás, daí provém a confusão que, no seu sentido maior, é a percepção falsa do real sentido das coisas e da vida.

Aristóteles diz: "emoções de qualquer tipo são produzidas pela melodia e pelo ritmo; por essa razão, é através da música que uma pessoa se torna habituada a sentir as emoções certas; a música tem assim o poder de formar o caráter, e os vários tipos de música baseados nos vários modos têm efeitos distintos sobre o caráter — um, por exemplo, trabalhando na direção da melancolia, outro da efeminação; um estimulando o abandono, outro o autocontrole, um outro o entusiasmo, e assim por diante".

Para os gregos, muito provavelmente, os seus modos ou escalas eram os pilares em torno dos quais se organizavam os conteúdos sensoriais-mentais-emocionais. A música hindu não é em nada diferente, com também seus vários modos e suas ragas, cada uma relativa a um momento ou a um estado vivido pelas gentes humanas. A música chinesa, com seus doze tons cósmicos, e a música árabe, ainda de outro modo, também estão organizadas em torno de conteúdos de referência que são como que pilares expressivos de um determinado estado ou condição humana.

Há muito pouca música escrita estritamente segundo os modos gregos antigos, de acordo com todo o conjunto (timbres, melodias, etc.) que fazia parte inseparável de cada modo, isso para não dizer que a correlação entre os modos e seus efeitos está perdida, confundida que foi desde a Idade Média, e que os compositores atuais, ou dos últimos séculos, pouco ou nada sabem de como realmente obter efeitos a partir desses modos. Concluindo: esse método parece ter se perdido irremediavelmente, ao menos até que alguma iluminação venha a reesclarecer à mente humana como eles na verdade são.

Os grandes artistas do Renascimento e de tempos anteriores eram diferenciados dos artesãos de suas artes. Na estrutura social medieval, o nome de artista era atribuído apenas aos Mestres das Artes: os filósofos, os alquimistas, os magos, aqueles que sabiam *o que* faziam. Aos pintores, escultores, músicos e poetas cabia o direito de serem chamados exclusivamente de artesãos; aqueles que sabiam *como* fazer. Temos aqui nítida separação entre quem sabia expressar um *conteúdo* em sua arte, e quem conhecia a execução da *linguagem* de sua arte.

Podemos pensar nos *ateliers* dos pintores renascentistas, em que um Leonardo da Vinci — haveria exemplo melhor? — definiria o *escopo* da próxima obra e estabeleceria as linhas pelas quais esse conteúdo se projetaria na obra, enquanto aos auxiliares-artesãos era designado *como* dar corpo à obra, ao quadro, enfim, dando um sentido à habilidade técnica que inegavelmente possuíam.

Podemos ir além disso e imaginar que alguns desses auxiliares habilidosos se rebelaram contra ter que pintar o que um sujeito, nem sempre muito educado ou paciente, os mandava pintar. Rebelando-se, foram pintar por conta própria seguindo sua carreira solo sem necessariamente terem desenvolvido um conteúdo, algo a dizer por meio de sua grande capacitação técnica. Na falta de um preparo neste sentido, nada mais natural que passassem a exprimir os apelos e motivos que mais se fizessem presentes em sua interioridade. Deste ponto começou a nascer a corrente artística moderna, considerada em seu ciclo mais completo, do período Renascentista até o século XX, cuja culminância foi, sem dúvida, o Romantismo em que a expressão da "individualidade", ou seja, do estado interno seja ele qual fosse, foi a grande marca característica.

Desde há muito o conteúdo começou a perder terreno para a linguagem. Foram 500 anos, e não se deve esperar que em muito menos tempo, não menos que 250 anos, a situação se reconfigure (os pêndulos são precisos em seu movimento).

Em algum ponto se perdeu a interação entre conteúdo humano e linguagem artística. Há pistas que apontam o período Renascentista como o último em que se encontram provas históricas dessa conexão. Daí em diante, o artista, seja ele músico, pintor, etc., passou a colocar conteúdos cada vez mais pessoais em suas obras.

Na música, temos a figura isolada de Johann Sebastian Bach, cuja música parece ter sido escrita, toda ela, com base numa fórmula ou por uma série de processos que ele não legou para nós (sequer para seus filhos, que trilharam caminhos musicais muito diversos do pai). Talvez fosse intuitivo a ele captar essa "fórmula para compor", que dá à sua música um caráter exclusivamente único, onde todos os artifícios e meios da linguagem musical são acionados, mantendo-se um mesmo conteúdo inalterável. A música de Bach nos transmite o mesmo sentido de ordem que, gostemos dela ou não, é visível e claro para todos. Talvez Bach houvesse tentado passar adiante sua "fórmula" — que tantos depois foram tentados a chamar de "matemática", mas que é óbvio trata-se de algo muito maior do que meras relações de intervalo ou ritmo matematicamente calculadas — e ninguém no seu tempo houvesse se interessado, por ser fora de moda, fora do tempo da expressão individualista que já havia começado. Então, isolado numa época completamente avessa àquilo que estava realizando, Bach acabou tendo seu "processo objetivo de compor" colocado de lado. Hoje, quantos de nós não gostariam (caso não fosse apenas intuição mas uma fórmula realmente) de ter recebido de Bach um bilhete contendo essas anotações, consideradas em sua época anacrônicas...

Enfim, o "pai" da música ocidental moderna parece ter, de alguma maneira, preservado a relação entre conteúdo e linguagem. Mesmo que não saibamos direito como reconhecer esse conteúdo, vislumbramos que ali tem algo que na obra dos outros não tem. Mas toda a música do Ocidente, que veio a ganhar forma após o período Renascentista, foi construída num tempo em que os músicos eram artesãos, sim, mas não necessariamente "filósofos, magos ou alquimistas".

Muitos compositores historicamente importantes, desde Mozart a Schoenberg, de Beethoven a Webern, de Wagner a Scriabin, de César Franck a Debussy, procuraram ou efetivamente participaram de movimentos e grupos de conhecimento filosófico ou espiritualista. Mas não sei se, no fim das contas, pode-se tecnicamente dizer que algum deles tenha se tornado um "filósofo, mago ou alquimista". Não uso aqui estes termos como hoje são tão usados, como metáforas ineptas, como, por exemplo, chamar de "alquimista dos sons" alguém que transforma um balde d'água num instrumento de sopro. Este é um artesão excêntrico, não um alquimista. No caso dos grandes compositores mencionados, muitos senão todos colocaram em sua música alguns conteúdos sobre a harmonia e a verdade da existência humana, o que torna suas obras tão especiais dentro da música ocidental.

Nossa música nasceu praticamente já como linguagem separada de conteúdo — conteúdo que não outro que aquele subjetivo, do artista-artesão que dava expressão ao que, de alguma maneira, lhe aprouvesse. O ideal grego da música das esferas refletida na música humana nem de longe estava presente, a não ser na manutenção de uma das escalas gregas, o modo de dó, a escala diatônica.

10

Conteúdo: Resumo

Tentando enumerar o que foi comentado até aqui sobre o conteúdo da música:

1) os estados internos do ser humano, assim como o conteúdo da música, têm teores que podem ser definidos numa certa medida, mas seus contornos são imprecisos;

2) a música pode estimular, por meio de seu conteúdo, diversos estados internos — ou emoções, no dizer de Aristóteles — considerados "certos", isto é, que estejam de acordo com um valor específico e sejam nítidos em seu teor;

3) houve um afastamento progressivo entre conteúdo e linguagem nas artes; a música ocidental tem o início de sua história atual num período em que os conteúdos expressivos nas artes eram definidos pelo temperamento do compositor — atuando sob a forma de sua inteligência-tipo ou de sua sensibilidade-tipo;

4) não há uma nova ordem válida para restabelecer a expressão de conteúdos definidos por meio da música, apesar de haver intenções a respeito.

Podemos começar, então, concluindo que o que temos disponível no acervo musical do Ocidente não está organizado de modo a criar efeitos definidos sobre os ouvintes. O que temos como conteúdo é a expressão do temperamento do compositor (vale talvez um parêntese: estamos tão distantes de uma "música objetiva", em que esta é criada diretamente a partir de princípios gerais de harmonização do ser humano, que temos quase uma impossibilidade em imaginar o que isso possa ser, e tendemos a achar que sabe a dogmatismo ou a alguma adesão a regras absurdas).

O conteúdo presente na música erudita, por vir do temperamento do compositor, contém de algum modo algo dos sentimentos arquetípicos do ser humano, pois afinal eles são, ou foram, seres humanos. Mas a não-intencionalidade em dar este ou aquele conteúdo específico à sua música — e este comentário vale igualmente para a chamada "música de programa" — faz com que a relação dos conteúdos de suas obras com os estados internos do ser humano não possa ser reconhecida diretamente.

Portanto, temos ao alcance fácil muita música, mas desconhecemos o que ela pode nos trazer ou como ela pode nos estimular. O conteúdo musical necessita de um padrão de ordem, e este também deve ser aplicável à interioridade humana, para que se reencontre a possibilidade de estimular a melhoria do ser humano, quando se trata da escala individual, e de estimular a melhoria da raça, quando for o caso de ordenar a divulgação ampla da música.

11

Conteúdo e Forma Musical

Falei sobre os artesãos das artes e os mestres das artes, sendo a estes últimos, e somente a eles, atribuída a tarefa de dar conteúdo à Arte, enquanto aos artesãos era dado burilar a forma. Sob a direção de um mestre que definisse o projeto geral da obra, fosse ela uma catedral, um quadro ou um poema, diversos artesãos muitas vezes se reuniam trabalhando e, por meio de sua habilidade, davam forma à obra.

Esta divisão, mesmo que medieval e portanto antiga, fornece o esclarecimento necessário sobre as habilidades requeridas para se trabalhar o conteúdo e a forma de uma obra de arte, inclusive a música.

O mestre das artes, por seu conhecimento a respeito dos valores filosóficos, religiosos, científicos *e* artísticos, estava capacitado a criar ou organizar a mensagem a ser inserida na obra de arte. Quando ficamos sabendo como numa catedral gótica ou num quadro renascentista, como a *Santa Ceia*, de Leonardo da Vinci, estão contidos um vasto número de informações que coordenam a obra e são seu próprio significado último, temos uma percepção do que os mestres das artes denominavam de "conteúdo artístico".

Algo bem diferente das tentativas dos críticos e artistas da atualidade em tentar esclarecer o "conteúdo" da obra, por exemplo, uma determinada pintura — e quem leu a apresentação de um catálogo de exposição de pintura sabe bem do que se trata — na qual artista e crítico tentam definir o indefinível, pois que não há propriamente um projeto mental nas obras de arte atuais. Há intenções, predisposições, conceitos, afinidades e até mesmo paixões, com as quais o artista-artesão preenche o "conteúdo" de sua obra, segundo uma série de processos pessoais, os chamados "processos criativos", que nunca são claros pois que nunca são realmente voluntários.

Um mestre-das-artes forma o conteúdo de uma determinada obra sempre de modo voluntário, vale dizer, sua mente estabelece, previamente a qualquer procedimento artístico-artesanal, *o que* ele vai exprimir.

Não se pode imaginar um Dante Alighieri improvisando tercetos e mais tercetos para chegar à estrutura total da *Divina Comédia*. A visão dos nove círculos do inferno, dos nove céus do paraíso, conhecer o que cada um deles significa dentro do conhecimento aristotélico, teológico e ocultista, tudo isso precede o "fazer o poema". Uma vez tendo o que dizer, o mestre-das-artes utiliza sua capacidade artesanal — sua e/ou dos outros, conforme o caso (convém mencionar o quanto o próprio Dante deve às rimas inventadas e introduzidas na poesia italiana por Guido Cavalcanti) — e então dá forma à obra.

No mais das vezes, o mestre será também um artesão. Um grande mestre que seja um grande artesão será insuperável. Há aqueles capazes de idear um conteúdo mas não de elaborar sua forma, melhores mestres que artesãos; valendo-se da capacidade de bons artesãos, poderão em conjunto fazer bela obra, ou então este mestre fará obra menor, cuja arte é de pouco valor, mas cujo conteúdo é de alto valor. Este mestre poderá mesmo desistir da arte e escrever um tratado — até mesmo tornar-se um acadêmico aborrecido — ou passar a ensinar os outros a partir de seu conhecimento, ao invés de criar obras próprias; suas obras poderiam mesmo passar a ser seus alunos, se este mestre tivesse a didática como capacidade artística.

Um artista que seja muito melhor artesão do que mestre (ideador de conteúdos) fará belas ou belíssimas obras, de conteúdo interessante mas talvez incompleto ou muito particularizado, e a atenção principal de seu público — e do próprio artista — se voltará para a forma da obra: sua beleza, suas proporções, um certo efeito. Mas cada vez mais a atenção à forma desviará a atenção do conteúdo. A partir deste efeito têm início as discussões do "valor" da arte, pois que as pessoas perderam a conexão com o valor da arte, isto é, a transmissão de uma verdade de modo a tocar a sensibilidade humana.

Surge, então, a idéia de "relatividade" da verdade. Contando com o aparente mas falso apoio da física moderna e da teoria da relatividade, a relativização da verdade ganhou espaço no pensamento deste século. Tudo é relativo, sem dúvida, mas relativo a algo absoluto, como na própria fórmula einsteiniana em que matéria e energia são relativas à constante absoluta, a luz.

A música ocidental do período pós-renascentista surgiu num momento em que a divisão entre mestre e artesão-das-artes já estava cindida em definitivo. A noção de mestre-das-artes já não tinha muito sentido, poucos lembravam-se do que se tratava, e o artesão-das-artes havia assumido o comando da criação artística. Portanto, o "fazer" tinha preeminência sobre o "idear" a obra de arte. A forma estava à frente do conteúdo.

Foi nesse tempo, ainda muito antes do que se chamou de período romântico, que os conteúdos das obras de arte passaram a ser preenchidos com as disposições do artista e seu ambiente.

Por exemplo, no período barroco a música foi em grande parte "preenchida" com um conteúdo "religioso", ideado segundo as normas sociais de religiosidade de cada lugar. Não fosse a figura singular de Johann Sebastian Bach para compor, por inspiração, com verdadeira religiosidade, toda a música barroca poderia ser considerada como que falsamente religiosa, apenas reflexo do que socialmente se considerava como religião, e que resultava em música pomposa e colorida.

No período clássico, as disposições do ambiente social e algumas disposições pessoais dos artistas preencheram a música de Haydn e Mozart, para citar seus principais expoentes. Quando se trata de compositores medíocres do período, temos música de salão, por vezes afetada e superficial, mesmo que "bela" em sua forma e agradável ao ouvido. Quando se trata de compositores de alta categoria artística, como os dois citados, temos um grande desenvolvimento da linguagem, da forma e da beleza musical, mas não dos conteúdos.

No período romântico na música, se poderia dizer, de Beethoven em diante, temos a disposição do artista como soberana no conteúdo musical. Com "disposição", quero deixar isto bem claro, não pretendo que um mau humor beethoveniano tenha se tornado uma peça musical igualmente mal-humorada, nem que uma superação heróica em sua vida pessoal tenha se tornado a sinfonia heróica, ou qualquer relação estreita e direta deste tipo. O que quero dizer é que o trabalho criativo do compositor envolvia duas linhas de atividade distintas, se bem que interligadas: sobre uma delas o artista tinha maior controle voluntário, enquanto na outra ele era comandado por "disposições" nem sempre claras para ele próprio e, depois, para o público e a crítica musical.

Uma linha era a do domínio e elaboração da forma musical, enquanto a outra, o conteúdo musical, era delegada ao plano do "subjetivo", do indefinível ou do apenas pressentido. A partir desse momento houve inúmeras tentativas de definir esse "subjetivo", seja equiparando-as simploriamente com a vida ou o ânimo do compositor, como as acima ilustradas, seja correlacionando a ambientação social e a vida psicológica do compositor com o conteúdo de suas obras, ou melhor, com as intenções de conteúdo.

É claro que não se chegou nunca a conclusão alguma do que um determinado compositor "queria dizer" com sua música. A análise dos fatores sociais, das circunstâncias de vida ou dos sentimentos presentes na vida do compositor nunca levou e nunca levará à revelação do conteúdo musical, assim como de arte alguma. O próprio compositor, na grande maioria das vezes, não sabe a que se refere esse conteúdo, pois não foi elaborado conscientemente. Não há, portanto, pistas claras de como se chegar a conhecer esse conteúdo.

Comparemos à *Divina Comédia*, de Dante, em que tudo o que o autor quer dizer ele o diz da forma mais direta e imediata: a existência dos diversos níveis de erros e acertos humanos, o caminho ascendente e descendente que percorre esses níveis, a necessidade de um guia que conheça o caminho, o tipo de descaminho que leva as pessoas a arder nas diferentes zonas do inferno, os diferentes tipos de virtude que as leva aos céus. Tudo isto é o conteúdo da obra.

Alguns pesquisadores modernos procuram extrair dos exemplos que Dante utiliza, jogando os inimigos no inferno e os amigos no céu, o conteúdo da obra, como se esta fosse uma obra de "vingança" contra alguns e de "agrado" a outros; ou ainda procurando os "complexos" psicológicos do autor que o levaram a considerar tal virtude ou defeito merecedora deste ou daquele círculo. Mas seja a análise histórica ou psicológica, nenhuma delas alcança o conteúdo da obra, e sim talvez os meios que o artista usou para expressar suas idéias — e estes meios serão sempre aqueles que o artista tem disponíveis, seja no ambiente onde vive seja no seu jeito de ver as coisas. Na *Divina Comédia*, tudo o que o autor pretende dizer está dito da forma mais direta e clara. Aliás, tudo nessa obra é dito de forma direta, sem inversões nem meios-tons sugestivos.

Pode-se comparar esse imenso poema com outros de períodos subseqüentes, do período romântico, em que o que o poeta quer dizer não está colocado de forma tão clara e evidente. Os entremeios sugestivos, um meio caminho entre as idéias que se pretende apresentar e os sentimentos do próprio poeta, formam o conteúdo do poema. E nesse caso sim, tal "conteúdo" pode ser rastreado através das idiossincrasias e circunstâncias de vida do poeta.

Para outra comparação, pode-se trazer à baila a *Odisséia*, onde a mensagem que o poeta pretende comunicar é a narrativa da aventura. Seria forçar demais julgar que a *Odisséia* é fruto da fixação de Homero por homens perdidos no mar, por esposas assediadas, ou que ele próprio, sendo cego, projetasse no poema magistral o seu tatear às cegas em busca do caminho de volta à casa, fazendo de Odisseu um ser que tateia e não sabe como conseguir voltar e que somente com a ajuda dos outros — deuses, Palas Atena, e homens, os feácios — consiga tal feito. Voltar para casa, para alguém que não enxerga, talvez se equipare mesmo a um feito heróico.

A distância dos fatos com relação à vida de Homero — ou da corporação de poetas que vivia sob este nome — graças aos céus, torna inacessível aos críticos sugerir comparações como esta, pois caso contrário certamente seriam feitas, mostrando como a mãe de Homero ou as difíceis condições de sua infância, como alguém que um dia foi escravizado, ou então que o período em que passou em terras não-gregas etc. etc...

A *Ilíada* e a *Odisséia*, os dois poemas-monumento de Homero e da poética grega, faziam parte de um conjunto de nove histórias — é o que alguns autores apontam como possibilidade, e muito apropriada —, sendo anteriores ao tempo em que foram registrados como poesia escrita. Dessas, somente duas chegaram a ser relatadas nos registros históricos, e mesmo isso somente num tempo imediatamente posterior a Homero. O enredo deste conjunto de histórias apresentava as experiências arquetípicas que eram dadas ao ser humano viver em seu caminho de desenvolvimento. Sobre este tipo de conteúdo montou-se tais poemas-monumento, cujo conteúdo nada tem a ver com as "contas de tinturaria e desavenças com o senhorio" da vida de Homero.

Este exemplo tirado da literatura deveria ser suficiente para mostrar como é sem sentido a tentativa de avaliar o conteúdo de uma obra de arte verdadeira com base nas mazelas, sorte ou características da vida do artista. Numa obra de arte em que o artista é apenas artesão, e sua habilidade se dirija somente para a *forma* da obra, é provável mesmo que o conteúdo seja preenchido com esse tipo de "massa", pois que o artista não ideou projetar nenhuma outra. No entanto, deve-se considerar que essa não é a única possibilidade, e chegamos a vislumbrar que as grandes obras devam mesmo ter sido mobilizadas a serem realizadas por motivos outros que não um simples impulso de circunstância.

Voltando a uma comparação musical, temos no canto gregoriano uma outra visão de arte que diz exatamente o que está querendo dizer. A entoação simples do cantochão exaltando o sentimento religioso é tanto sua forma quanto seu conteúdo, e não há muito o que procurar ou inventar.

As ragas da música hindu estão associadas a diferentes momentos do dia: uma ao amanhecer, outra ao meio-dia, ao entardecer ou à meia-noite, e é a isto que se refere o conteúdo de cada uma delas. Cada raga tem um conteúdo definido, mesmo que cada artista possa enfeitá-la ou trabalhá-la a seu modo, com sua "interpretação". E o verdadeiro artista saberá preservar esse conteúdo. Isto deve ser contraste suficiente para aquilo que estou tentando apontar como sendo a subjetividade presente na música ocidental, em especial a partir do Romantismo.

Do Romantismo em diante, surgiu o conceito de "música pura" — aquela que não expressa nada além da própria música (como se isso fosse possível), como se seus conteúdos estivessem isolados da própria interioridade criativa do compositor que a fez vir à luz e de todo o contexto em torno desse compositor. Mais ênfase à forma, do que aquela dada por este conceito de "música pura", impossível. Tal conceito como que diz: não olhe para o conteúdo da música, não o explique, não o elabore. Apenas a forma é elaborável. A forma da música é a única expressão da música. Não existe conteúdo na música, nem estados de ânimo nem busca de expressão de algo definível racionalmente. A (forma da) música exprime apenas (a forma da) música. Pode-se considerar esta uma vitória de destaque, verdadeira goleada, dos artesãos-das-artes sobre os mestres-das-artes.

Por outro lado, surgiu também o movimento da "música de programa", dizendo: "vamos colocar um conteúdo definido na música". E inúmeras tentativas, em sua quase totalidade literárias, foram feitas para se fazer música com conteúdo definido. Na prática, tentava-se "contar" musicalmente um conteúdo literário, um título, uma peça de teatro ou história. Esse tipo de conteúdo, tomado de empréstimo a outras artes, também a seu modo aponta para a separação entre o conteúdo e a forma musical, com a vitória, provisória, mais uma vez, desta sobre aquele.

Tudo isto ocorreu na história da música ocidental recente. Esta música surgiu num período em que a arte era feita por artesãos habilidosos, alguns geniais, mas não necessariamente com a visão de que se pode idear um conteúdo antes de se proceder à manufatura artística.

Nos períodos barroco e clássico, esta característica da música foi bastante bem compreendida pelos aristocratas e por aqueles que se serviam da música, em que esta exercia a função de uma diversão de alto nível, criando ambiente para festividades, ou como lazer privado para os que apreciavam as belas sonoridades.

Mas como vimos e veremos em outros capítulos, a ênfase excessiva na música em si, como meio de expressão artística, e a pouca ênfase em seus conteúdos possíveis, abriu a possibilidade de a música ser utilizada para as mais diversas finalidades, para se divulgar todo e qualquer conteúdo que penetrasse na alma humana.

Resumindo até este ponto: a música não tem atualmente um conteúdo tão organizado e definido quanto sua forma; acostumamo-nos a isso, a ponto de considerarmos a música como não tendo um "conteúdo" decifrável.

Mas a música tem conteúdo. Como toda e qualquer obra de arte, a música é passível de possuir conteúdo que seja testemunho da verdade, inclusive sendo este voluntária e conscientemente definido por seu criador.

Pelo fato disto não ter ocorrido assim em nossa música, é preciso estabelecer algum padrão e critério para se reconhecer o conteúdo musical. Não adianta perguntar ao compositor diretamente, pois ele provavelmente compôs ocupado em elaborar a forma, enquanto o conteúdo era elaborado sem inteira consciência, atenção ou controle de sua parte. Aliás, é esta falta de ideação objetiva do conteúdo artístico que se chama hoje em dia de "inspiração", dando-se a esta palavra o sentido de algo "inefável", de outro mundo ou de íntima indecifrabilidade. E, realmente, a "inspiração", ou seja, o artista ser acometido de algo que o leva a compor e criar, sem conhecer direito o que fosse essa "inspiração", passou a ser o elemento mobilizador da criação musical.

A inspiração é o critério artístico individual, e enquanto incompreendida pelo artista, não pode se prestar a ser um critério universal, pois que a inspiração impulsiona à criação mas não pode ser traduzida ou explicada — inclusive sob o risco, na visão de muitos artistas, de ser distorcida ou irremediavelmente perdida. Enquanto "inspiração" considerada como resultante dos estados internos e condições da vida do artista, realmente um olhar mais perceptivo modificará as condições (internas do artista) nas quais se cria o amálgama inspirador, e talvez efetivamente distorça ou iniba a criação. Mas, pelo contrário, se considerarmos a criação artística movida por outro tipo de "inspiração", como, por exemplo, a inspiração que talvez tenha levado Dante a organizar as linhas gerais do que pretendeu mostrar na *Divina Comédia*, quanto mais se pensar a respeito do assunto, quanto mais se conhecer e se analisar com cuidado, com certeza a "inspiração" se fortalecerá, tornando-se uma ideação mais completa e bem acabada.

Portanto, é preciso considerar pelo menos dois tipos de "inspiração", que são estes acima analisados: a amálgama natural de estados internos do artista impulsionando-o ao ato criativo, um processo puramente emocional e psicológico, em que a mente até participa mas não comanda nem define; e o conteúdo mentalmente ideado para a obra de arte, como vemos nas obras consideradas, tais como a *Comédia* de Dante, a *Santa Ceia* de da Vinci e os poemas homéricos. Estivéssemos tratando de arquitetura, seriam exemplos magníficos a *Esfinge* do Egito, as catedrais góticas, como *Notre Dame*, e outros templos antigos cujo projeto foi determinado por constantes astronômicas e orientações objetivas e universais.

Em tais exemplos pode parecer que a arte, ou a música, de conteúdo ideado trata somente dos grandes temas humanos, de temas que ligam o ser humano ao absoluto. De certa forma, são mesmo as grandes questões humanas que levam os maiores artistas a se expressar criativamente. Mas, também, estes exemplos grandiosos são mais claros. Haveria ainda exemplos, mais próximos, de arte que trata de outras questões humanas que não as "absolutas", somente que estes exemplos seriam mais passíveis de discussão, a respeito de terem realmente um conteúdo ideado, e não "inspirado".

Uma sonata em que Beethoven tenha programado toda a harmonia que iria utilizar em cada trecho da forma-sonata e estabelecido os temas antes mesmo de começar a desenvolvê-los, seria um exemplo de arte ideada ou arte inspirada? Mas será que ele estaria ideando a forma e não o conteúdo? Ou alguém saberia responder se Beethoven sabia o significado de cada relação harmônica, que ele tão bem sabia trabalhar, para produzir "sentimentos"? Tais "sentimentos" eram construídos, pois é bastante evidente que não surgiam ao acaso na sua obra.

As tentativas de correlacionar esses estados de alma presentes na música com os estados de alma do artista compositor como que reduzem preconceituosamente a arte apenas à "inspiração", à reação interna descontrolada do artista às mazelas ou graças do existir, como se não existisse a arte ideada, independente *até certo ponto* do estado de coisas em que se encontra o artista.

Vamos aqui tentar estabelecer alguns critérios para julgar as possibilidades presentes no conteúdo de uma obra de arte, sempre dirigindo preponderantemente nossas considerações para a música.

O primeiro critério para se estabelecer o conteúdo de uma obra musical é o chamado "conteúdo dos arquétipos". Este critério nos fala da presença da arquetipia psicológica do compositor em suas músicas. Para que este critério tenha algum valor prático — e não ser apenas uma insinuação vaga — é preciso considerar os arquétipos psicológicos segundo a psicologia tradicional, vale dizer, a psicologia das Escolas Herméticas, que apontam para o fato de existir tipos humanos básicos, arquetípicos, deles derivando toda a gama de diferentes personalidades, no fundo nem tão diferentes assim, que conhecemos. A mitologia grega, os signos astrológicos, os sephirots cabalísticos, as cartas do Tarô, são todas estruturas que no Ocidente organizam os tipos humanos fundamentais, de acordo com critérios que são em sua base idênticos, mas que assumem derivações e formas um pouco diferentes em cada uma dessas simbologias.

O compositor Gustav Holst propôs algo neste sentido com sua suíte *Os Planetas*, em que os planetas astrológicos, cujo conteúdo simbólico é análogo ao dos deuses da mitologia grega, fornecem o conteúdo para cada trecho da obra.

Acontece que não é fácil alguém definir imparcialmente uma arquetipia psicológica para representá-la de forma musical, a começar do estudo profundo que isto requer, mas principalmente pela limitação quase intransponível do fato de estarmos encerrados em nossa própria arquetipia e vermos tudo através dessa lente, que a tudo colore e distorce a partir de suas próprias características.

Retomando as comparações com cores, alguém que enxergue tudo através de um filtro verde, tornará tudo mais verde: os amarelos serão esverdeados, assim como os azuis puxarão para o turquesa ou cor assemelhada, enquanto os vermelhos serão praticamente enxergados como desprovidos de sua cor original, tornando-se marrons ou pardos, porque o verde e o vermelho são cores opostas.

Assim ocorre também com a arquetipia humana: como alguém pode ver com clareza os arquétipos quando tem suas percepções encerradas sob a perspectiva de um deles?

Na própria obra de Holst, pode-se notar um tom "mercurial" — pois o compositor pertencia a este arquétipo, ao menos em grande parte — em todos os trechos de sua obra. No trecho intitulado *Saturno*, por exemplo, falta um pouco mais da pungência dolorosa ou do peso implacável peculiares à simbologia do planeta; esses atributos são pouco compatíveis e pouco reconhecidos pela natureza mercurial e, portanto, não são retratados à perfeição. Para um tipo mercurial, como Holst, é difícil conceber ou lidar com a opressão tensa e a contrição pesarosa, atributos saturninos. Por outro lado, as naturezas venusiana, jupiteriana e claro que a mercurial, são retratadas, não obstante um certo viés mercurial, de maneira apropriada e até magnífica. Não é preciso dizer que a natureza mercurial tem muitos pontos em comum com as naturezas acima mencionadas, sendo capaz de retratá-las com um acréscimo que é apenas colorido particular e não distorção, como no caso da saturnina. No trecho *Saturno*, há uma excessiva delicadeza nos sons graves e pesados; eles não oprimem, são apenas sons graves usados com parcimônia, o que me parece ser uma visão mercurial de Saturno.

Para se ter uma noção do teor saturnino, é preciso ouvir algumas peças do francês Ernest Chausson ou do russo Alexander Scriabin, onde se encontra a pungência e um certo tipo de desolação que lhe são característicos, em contraste com a leveza sedutora e o distanciamento emocional característicos da arquetipia de Gustav Holst.

A limitação da arquetipia pessoal faz com que o compositor em sua "inspiração" — seja ela de que tipo for, mental ou emocional — dê expressão obrigatoriamente a essa arquetipia, mesmo que em meio a outras disposições. Quanto mais o artista seguir a sua natureza ao compor, mais estará impregnando sua obra musical com essa arquetipia. E, portanto, o compositor desejando conscientemente ou não, os críticos de arte concordando ou não, boa parte do conteúdo da música será feito da arquetipia psicológica do seu criador.

Quando um compositor é "mais ele mesmo" numa determinada obra, nela o conteúdo arquetípico será claro, pleno e facilmente apreensível pelos ouvintes. Quando forceja por parecer algo ou para trabalhar uma forma, quando está preocupado demais com um aspecto particular do que está compondo, o compositor pode criar uma grande obra — quanto à forma e à beleza — cujo conteúdo arquetípico, porém, talvez não seja tão evidente.

É de se notar que o público instintivamente seleciona para o repertório do "gosto geral" aquelas obras em que o compositor expressa sua arquetipia de modo pleno. Algumas vezes isso coincide com o grande valor formal da obra, outras vezes não. O *Bolero* de Maurice Ravel, a *Quinta* ou a *Nona Sinfonias* de Beethoven, os balés de Tchaikovsky, são alguns poucos exemplos do que quero dizer.

Então, este primeiro critério aponta para a arquetipia do compositor e sua natural projeção na obra musical, bastando, para utilizá-lo, ter um padrão confiável do delineamento dos tipos humanos.

O segundo critério para se reconhecer o conteúdo das obras musicais é bem mais complexo de se lidar. Ele diz respeito a certos sentimentos que os grandes compositores trouxeram ao mundo por meio de sua música e que não existiam disseminados antes de virem à luz via música. Não há, praticamente, informação organizada sobre esse aspecto, a não ser o livro do compositor e ocultista britânico Cyril Scott, em que se analisa o conteúdo humanístico da obra dos principais compositores eruditos e como essa obra abriu determinadas portas da percepção humana, em especial no que diz respeito ao caráter coletivo e social.

Este segundo critério é de acesso e lida limitados pela pouca informação e pela dificuldade em ter padrões definidos para se trabalhar.

Um terceiro critério possível, e provavelmente o que mais se tentou aplicar, é o de comparar as circunstâncias da vida do compositor, seu meio social, sua época, os estados de ânimo e fatos significativos de sua vida, com a obra musical. Dentro de certos limites, encontram-se relações entre tudo isso e as peças musicais.

A época em que vive um compositor obviamente influi na linguagem musical que ele utiliza, e muito raramente ocorre o contrário. Mas isso diz respeito à forma e o que queremos são critérios para o conteúdo musical. Aqui também ocorrem relações válidas: certos conteúdos se devem ao ambiente social, como, por exemplo, a busca de elegância social e de leveza de modos em algumas obras de Haydn e do início da carreira de Beethoven. Mas este tipo de conteúdo é no mais das vezes um conteúdo superficial, quase nunca resulta em obras significativas e normalmente é posto como acréscimo, afetando mais ou menos os demais critérios que são aqueles que realmente fundamentam o conteúdo musical.

Em termos genéricos, é evidente que a obra de um compositor espanhol terá um sabor espanhol, um sabor que é dado pela circunstância de ter nascido na Espanha. E assim com um francês, um brasileiro, um alemão ou um eslavo. A arquetipia de uma nação, pois que esta também existe, será melhor apresentada por um compositor dessa nação, muitas vezes independentemente de seus traços pessoais. Esta é realmente uma circunstância que interfere na obra, tanto em sua forma quanto em seu conteúdo.

Por outro lado, nem sempre isso acontece, por muitos motivos, que vão desde o temperamento do compositor até a adoção da linha estética em que trabalha, ou ainda por ter viajado para um outro país, ou ter recebido o ensinamento musical de um professor de outra nacionalidade e cultura. Esta circunstância, em maior ou menor grau, costuma definir mais a forma que o conteúdo das obras. Na obra de Wagner, o conteúdo, buscado pelo artista, de expressar o amor incondicional e espiritualizado, não decorre de sua nacionalidade alemã, apesar de ter utilizado a mitologia alemã para expressá-lo. Assim também o "reino das águas" e dos seres elementais da música de Debussy não decorre da cultura francesa em que viveu.

Quanto ao estado de ânimo do compositor e o conteúdo de suas obras, pode haver uma relação entre eles, mas ela não é necessariamente direta e se modifica conforme o compositor que é analisado, seu momento de vida e o tipo de ânimo a que está submetido, e talvez cada caso precise ser analisado particularizadamente, impedindo de se obter um critério geral. Assim, se Beethoven foi capaz de compor tanto música jubilosa como humorística mesmo em meio a crises pessoais, Mozart compôs as peças de mais eufonia nos seus piores momentos pessoais; Debussy compunha com mais secura e causticidade à medida que seu estado pessoal e de saúde piorava, enquanto Mendelsohn foi capaz de compor somente enquanto a vida lhe sorriu; por fim, Stravinsky compunha praticamente qualquer coisa sob quaisquer condições. Esta, portanto, não parece ser uma boa base para um critério que organize os conteúdos musicais.

O quarto e último critério é o de analisarmos o que o compositor ideou como conteúdo para sua obra. Este critério é mais ideal do que prático, na medida em que não há muitos registros de compositores que tenham voluntariamente se proposto a expressar um conteúdo humano, como a compaixão, por exemplo, e tenham seguido seu intento *sem dele se desviar*.

Na maior parte das vezes a intencionalidade dos compositores é colocada na forma e não no conteúdo musical. Quando dirige essa intencionalidade para o conteúdo, o compositor o faz de modo bastante subjetivo, refletindo a sua visão do que seja, por exemplo, a compaixão, a sua interpretação, e esse conteúdo tem então como teor principal a arquetipia do compositor, sua visão-tipo do que é compaixão, e não a compaixão em si.

Compare-se a isto a visão dos doze apóstolos conjugada à visão dos doze arquétipos astrológicos que Leonardo da Vinci ideou para a sua *Santa Ceia*, onde cada gesto, cor, posicionamento e expressão dos apóstolos, assim como do Cristo e de todo o fundo do quadro, seguem critérios estabelecidos pela Ciência Hermética, e não critérios pessoais de da Vinci.

Não é que esses elementos tenham deixado de passar por sua interpretação pessoal, mas esta influi sobre o projeto da obra menos do que as idéias herméticas que estão lá presentes e dão o sentido geral da obra, no aspecto principal de cada desenho, forma e cor. Por exemplo, o tom exato do colorido do manto de Simão — hoje em dia podemos dizer, de seu *des*colorido, devido ao estado em que infelizmente se encontra o afresco — poderia ter sido algo do gosto pessoal de Leonardo, ou mesmo pode ter sido definido por ter faltado tinta e ser domingo à tarde, tudo fechado, ou algum outro elemento interferente, mas isto não altera o conteúdo total da obra.

Dante Alighieri mandou para o inferno seus principais inimigos e desafetos, com eles ilustrando cada um dos círculos infernais, e os sofrimentos e pecados a que se referem. Mas, até pelo menos onde eu saiba, Dante não chegou a distorcer o que a Tradição lhe legou como os nove erros humanos capitais, para poder encaixar melhor seus desafetos no inferno. Agora, se Dante chegou a distorcer os *fatos* relativos a seus desafetos para melhor encaixá-los na *Divina Comédia* — uma honra, afinal —, isto é problema a ser resolvido entre eles, entre Dante e seus inimigos, pois não interfere no conteúdo que a obra apresenta. E até que certos acentos exagerados e certas distorções poderiam ajudar a esclarecer sobre os habitantes dos círculos infernais, na medida em que os exemplifiquem melhor — além do que podem ter dado a chance ao autor de um grande desabafo, ao aproveitar a obra para também livrar-se de maus sentimentos...

Ter por base uma idéia que não é pessoal, mas um legado da Tradição e do conhecimento humano, e respeitá-la mais do que ao seu próprio temperamento parece ser a condição para se idear um conteúdo artístico para além do temperamento pessoal.

Caso contrário, cairemos no temperamento pessoal (1º critério) como a fonte principal ou até exclusiva do conteúdo musical — e de toda a arte —, somada às inserções circunstanciais das condições em que a obra foi composta (3º critério) e, em alguns casos, somada ainda à inspiração superior à qual algum compositor possa estar aberto (2º critério).

Em resumo, a arquetipia psicológica do compositor impregna suas criações e é o fator de conteúdo mais passível de boa definição, sem se recorrer a conhecimentos extraordinários das condições de vida do artista, de sua relação com as musas ou ainda de suas possíveis ideações objetivas.

Portanto, para se ouvir música e estabelecer boa relação com o conteúdo musical é preciso, antes de tudo, um padrão dos arquétipos humanos, segundo algum critério que possa ser suficientemente claro e simples.

Como se pode ver, o conteúdo artístico e musical é sempre bastante complexo para ser analisado. Mas colocadas estas quatro linhas principais, espero ter deixado claro algumas distinções para que o leitor perceba que tipos de conteúdo se pode colher de uma obra de arte.

Parte III

Audição Musical

12

Audição Correta e Audição Dirigida

Normalmente, audição musical consiste em ouvir, com a atenção média comum, música escolhida pelo critério do gosto pessoal — sendo pouco conhecidas as verdadeiras raízes desse "gosto" — ou ainda música que a casualidade traga até os ouvidos.

A este modo de ouvir se poderia chamar de *audição casual*.

O contato desatento com a música, como o que se tem quotidianamente, não produz todos os benefícios de que ela é capaz. O deleite musical é incompleto, enquanto a educação e a cura tendem a praticamente inexistir.

No entanto, a audição musical pode ser feita a partir de outros critérios.

Dentre várias possibilidades, proponho organizar a audição musical a partir da audição correta e da audição dirigida, dois modos que, combinados, permitem à música beneficiar o ser humano numa dimensão maior que a escuta casual.

Os conceitos de *audição correta* e *audição dirigida* organizam a audição musical com o sentido de ampliar sua capacidade de formar o caráter humano.

Audição correta é absorver o conteúdo "psicológico" da música e está baseada na escuta com um certo tipo de atenção. De acordo, inclusive, com o efeito que se almeje, a audição correta pode variar. Adiante veremos seus quatro tipos básicos.

Audição dirigida implica a escolha de músicas para finalidades e efeitos diferentes. Para isso é preciso reconhecer que a cada objetivo há uma música que lhe corresponde e atende.

Com estes dois conceitos proponho organizar a audição musical recuperando a tríplice função de curar, educar e deleitar, mesmo que num nível leigo. Escolher uma boa música, boa não apenas genericamente, mas como algo definido, e saber como ser um bom ouvinte para absorver seu conteúdo psicológico, não é uma coisa tão distante assim do comum das pessoas. Não é preciso ser um grande especialista para usufruir da música.

13

Audição Correta

A Música como vibração — seus efeitos

O poder da música sempre foi utilizado, em todas as épocas, para as mais diversas finalidades. Se em outros tempos o poder do som musical foi usado para beneficiar a sociedade ou a pessoa humana, este não é mais seu uso principal.

O poder e a função da música podem ser retomados individualmente, bastando saber *o que* ouvir e *como* ouvir música, para que seus efeitos benéficos atuem.

Para redimensionar a audição musical, no sentido da *audição correta*, é preciso considerar a música em sua matéria-prima física: a vibração sonora, e em sua matéria-prima conceitual: a de arte que transcorre no tempo.

A música atua em dois campos pouco "concretos" (se comparados com outros aspectos da arte e da existência). Atua no campo das vibrações, na vibração das cordas, do ar nos tubos ou das peles dos instrumentos musicais, inclusive a voz humana, nas moléculas do ar que retransmitem essa vibração pelo espaço até nosso corpo e ouvidos, onde a vibração é codificada em som e música. E atua na dimensão tempo, por meio do ritmo, isto é, da seqüência musical das diferentes vibrações que se sucedem no tempo.

A atuação da música é sutil. Afeta os aspectos mais sutis dos corpos humanos. Os efeitos físicos e cerebrais da música, conhecidos e descritos pela musicoterapia, são apenas parte da totalidade de seus efeitos, que se dão no campo das vibrações sutis, afetando funções do organismo físico e também aspectos sutis do organismo humano, como seu campo energético.

É descrita a experiência de alguém que adentra um recinto onde antes foi tocada música por uma orquestra e, de alguma maneira, essa pessoa "sente" que o ambiente permanece saturado da energia da música, que ainda há "música no ar", mesmo depois que esta deixou de soar para os ouvidos. Há algo da música que permanece no ambiente mesmo depois que os ouvidos não detectam mais sua presença.

Esta "segunda presença" da vibração sonora, sutil e imperceptível aos ouvidos, mas perceptível a outros sensores humanos, é responsável pela maior parte de seus efeitos.

Neste ponto percebam algo da maior importância: a audição, o sentido que capta a música, é capaz de perceber uma gama limitada de vibrações. Dentro do limite prático utilizado pela música, ouvimos freqüências vibratórias entre 32 vibrações por segundo e 8.276 vibrações por segundo, de acordo com o sistema francês de contagem das oscilações vibratórias.

Freqüências mais altas ou mais baixas não são captadas pelo sistema auditivo. Quando a freqüência vibratória é muito mais alta, em vez de captá-la com os ouvidos, são nossos olhos que captam a vibração, e então nós a chamamos de luz.

O som é da mesma "família" da luz, tendo um padrão vibratório mais baixo, mais denso, poderíamos dizer mais corpóreo do que a luz, inclusive na medida em que o som necessita de um veículo físico — o ar atmosférico, na grande maioria das vezes — para ser retransmitido, enquanto a luz não.

As vibrações produzidas pelos instrumentos sonoros e pelas cordas vocais fazem o ar vibrar à sua volta, em todas as direções, e transmitem aos ouvidos essa vibração que percebemos como som e música.

Mas a vibração produzida pela música permanece, embora não audível, presente no ambiente, dando-lhe um "colorido", um "astral", que as pessoas em estado mais sensível de percepção são capazes de perceber.

De certa forma, essa experiência não é muito diferente de se entrar num lugar e perceber o "astral pesado" de uma briga ou entrar em outro lugar, um templo, por exemplo, utilizado para a elevação emocional, e perceber a calma serena que dele emana.

Nem sempre percebemos o ambiente, especialmente quando estamos desatentos ou insensíveis, mas todo ambiente está repleto de um certo conteúdo vibracional.

A música atua sobre essa ambiência sutil, dos lugares e das pessoas, além de atuar também sobre a audição, efeito este que conhecemos bem, fazendo-nos ouvir belas melodias, ritmos vibrantes, etc.

Para se captar os efeitos da audição musical é preciso sintonizar melhor com a música em toda a extensão de sua natureza vibratória, e não apenas ouvi-la como se ouve um fundo musical, associando melodias e ritmos a canções já conhecidas.

Esta outra visão da audição musical é o que estou chamando de *audição correta*, capaz de propiciar os poderosos efeitos da vibração musical e fazer com que esta contribua na formação dos estados psicológicos.

A Música como tempo — seus efeitos

A outra face da música, a ser também considerada na prática da *audição correta*, é sua relação com a dimensão do tempo.

O campo da música é o tempo. Ela nos faz perceber as diferentes qualidades do tempo ao preenchê-lo com conteúdos diferentes, dando-lhe um relevo perceptível, relevo este que a simples contagem cronométrica da passagem do tempo não nos faz perceber.

Por ser uma arte do tempo, a música só existe enquanto soa, ou seja, enquanto a seqüência de vibrações sonoras está ocorrendo. Resta depois a partitura, o instrumento, o músico, isto é, os meios que a criaram, mas a música não existe mais — diferentemente de um quadro ou escultura. A música tem a finitude de todo evento que transcorre no tempo, como a vida humana, por exemplo.

A música, mais do que qualquer outra arte, pode permear os espaços, pois não os ocupa propriamente, ocupa o tempo. A música do espaço ocupa o seu vazio, o ar. É como se a música não preenchesse realmente essa dimensão.

A psique humana, assim como a música, não ocupa um espaço definido. Ocupa a dimensão do tempo, com toda a certeza. Aliás, somente a psique pode se deslocar no tempo, como vimos em capítulo anterior. O corpo se limita ao deslocamento pelo espaço.

As tentativas de localizar a sede da psique no espaço físico, em algum lugar do organismo, por exemplo, são sempre frustradas. As tentativas de atribuir a uma região ou função cerebral a sede da mente, da psique ou da consciência humana não deram em lugar algum.

O lugar da psique talvez devesse ser procurado no tempo, não no espaço.

A psique tem liberdade de se deslocar no tempo, embora dificilmente esta sua qualidade seja disciplinada, o que a faz oscilar entre perceber o presente, reproduzir o passado e ansiar o futuro, muitas vezes sem distinguir quando está fazendo uma ou outra destas coisas.

A música organiza a relação da psique com a dimensão tempo.

A Música — por que não obtemos seus efeitos

A música tem efeito sobre nós, formando de alguma maneira nosso caráter e nossos estados de ânimo.

Mas alguém parou para imergir num ambiente sonoro com a intenção de obter seus efeitos? Alguém escolheu voluntariamente uma música com base nos efeitos pretendidos? Aliás, alguém sabe como escolher música, segundo um padrão objetivo, e sabe ter a atitude para diante da música obter algum efeito definido?

Obtemos os efeitos da música de modo não-direcionado e fragmentado, isto é, vamos ouvindo música pela vida, sem prestar muita atenção a ela e sem escolher a que música estaremos nos submetendo, acumulando assim uma série de efeitos vibratórios somados aleatoriamente e que, portanto, ou nada produzem de substancial ou produzem algo parecido com o modo como ouvimos: aos pedaços, sem conexão com algo de significativo para nós e, portanto, produzindo o efeito de aumento do conflito interno. Seria, portanto, mais correto perguntar: por que as pessoas não se *beneficiam* dos efeitos da música?

Por dois motivos: não sabem como ouvir música para dela se beneficiar e não sabem como escolher a música de acordo com um efeito específico desejado. Escolhem a música por dela gostar, ou porque ela as escolhe como alvo (como público-alvo). Ouve-se música como se faz qualquer outra coisa, com atenção parcial, envolvido com a própria imaginação mais do que com a música.

Audição correta

A *audição correta* está baseada na consideração dos dois elementos básicos da música, a saber, a vibração e o tempo.

A vibração da música está associada ao seu aspecto físico e, portanto, tem atuação preponderante sobre o corpo físico.

O tempo da música é um aspecto da própria dimensão que a música ocupa em seu transcorrer, e tem atuação sobre os processos da atenção e da percepção humana.

A audição correta utiliza o efeito da vibração sonora sobre o corpo e o efeito do tempo musical sobre a percepção humana, de modo simultâneo, isto é, tanto o corpo quanto a mente devem voltar sua atenção — considerando aqui a existência de mais de um tipo de atenção — simultaneamente para a música.

A técnica para se executar esse gesto será exposta adiante, dividindo-se em duas etapas distintas de dificuldade progressiva: a primeira, a percepção da vibração sonora por meio da sensibilização de todo o corpo, e não apenas dos ouvidos. Esta etapa é, das duas, a mais acessível e é condição para que se pratique a segunda.

A segunda, a percepção da passagem do tempo por meio da música, mantendo a atenção o mais possível no momento presente da música, sem deixar que ela devaneie reproduzindo os sons ouvidos antes ou que se distraia em qualquer outra direção. Esta etapa tem sua dificuldade, na medida em que o direcionamento voluntário da atenção exige mais treino que a percepção corpórea. Divide-se em quatro modos distintos de percepção, como será explicado no capítulo seguinte.

Audição correta — a vibração sonora

A audição correta começa considerando-se a natureza fundamental do som, que é ser uma vibração.

A vibração de um corpo sonoro produz o fenômeno chamado som. Esta vibração faz as partículas do ar vibrarem e através delas a vibração do corpo sonoro alcança o sistema auditivo, fazendo vibrar os ossos e as membranas que amplificam a vibração, que veio pelo ar, para que o cérebro a perceba.

Mas o efeito vibratório da música toca não somente as membranas e os ossos que provêem a audição, mas sim todo o corpo físico. Literalmente, a vibração sonora faz vibrar todo o corpo humano.

Para o bom aproveitamento da audição musical é necessário "ouvir com o corpo todo" a música para que ela atue realmente sobre a pessoa. A vibração sonora, enquanto fato físico do ambiente onde se executa a música, deve "invadir" o corpo físico no momento da audição. O praticante deve perceber o efeito físico da vibração sonora sobre o corpo quando ressoa nos músculos, pele e demais constituintes orgânicos.

Não se trata da imaginação do ouvinte "fazendo de conta" que a vibração sonora faz o corpo vibrar. Ela de fato faz o corpo vibrar segundo os seus padrões de vibração.

A *audição correta,* neste caso, consiste em a pessoa perceber que isso está acontecendo enquanto soa a música.

Para tanto o corpo precisa estar relaxado: bem acomodado, livre de tensões musculares — na medida do possível — e numa postura equilibrada e adequada para o relaxamento. Exercícios simples de alongamento muscular, eliminação de tensões e estímulo positivo ao sistema nervoso deveriam preceder a audição correta, pois proporcionam ao corpo melhores condições de sensibilidade.

A respiração calma e fluente é outro ponto a ser cuidado para que o exercício seja bem-sucedido. Após acomodar o corpo numa postura que permita o relaxamento, é recomendável fazer um exercício simples de respiração, especialmente daqueles que ampliem a exalação, de modo a aumentar o fluxo respiratório, gerando uma respiração plena e vivificante.

Nesse estado de maior harmonia do corpo numa posição confortável, pode ter início a audição correta.

A imobilidade deve ser mantida desde que não cause desconforto, pois favorece o relaxamento e permite à atenção manter-se presente na música.

O estágio inicial da audição correta está em sentir a música com o corpo, percebendo as vibrações sonoras fazerem vibrar os músculos, órgãos, nervos, sangue e ossos. O corpo ressoa a música, como a película de uma caixa de som. O corpo é a música nesse momento.

A atenção está presente na relação entre a música e o corpo; enfatiza perceber a vibração do corpo causada pelas sucessivas ondas sonoras que chegam a ele.

Nesta etapa, a audição correta produz um efeito benéfico sobre as funções físicas, sobre o estado de ânimo e sobre a vitalidade, aumentando o tônus da pessoa e criando um padrão positivo para a sua disposição.

Ela é suficiente para que a audição musical produza efeitos significativos, especialmente sobre o corpo físico e suas funções, incluído aí o estado de ânimo.

A partir da segunda etapa os efeitos passam a abranger completamente a pessoa: além do corpo, a sua percepção mental e emocional. Para isso considera-se o segundo fundamento da arte musical: o tempo.

Audição correta — o tempo

A segunda etapa da audição correta diz respeito à experimentação da dimensão do tempo por meio da música. Como dito antes, a psique humana existe em sua relação com o tempo, acima de tudo, e nesta etapa estaremos trabalhando o efeito que a vibração sonora pode ter sobre a percepção da psique.

Quando escutamos música, após as primeiras impressões sonoras, a mente ao se encantar ou criticar a música, ou ter qualquer reação a ela, passa a dar atenção para o que a própria mente cria, e deixa de se impressionar com a música.

Para que a percepção se mantenha na música, é necessário desenvolvê-la e treiná-la, o que pode ser feito por quatro modos distintos, conforme o temperamento do ouvinte, o tipo de música ouvida e o tipo de efeito que se almeje na audição musical. O capítulo seguinte irá tratar desses quatro modos de audição.

14

Os Quatro Modos de Audição

Diante de uma obra musical, quando se deseja estabelecer uma boa relação com ela, é preciso considerar quatro modos possíveis de audição.

Antes de mais nada, o leitor não deve imaginar que estes "modos de audição" sejam como diferentes orelhas e ouvidos localizados em pontos abstrusos e esquecidos do corpo humano.

Ao ouvir música — e você já deverá ter reparado em si mesmo ouvindo música — a percepção reage de maneiras muito distintas. Estas maneiras ocorrem sem que as dirijamos, pois se mal as percebemos, muito menos sabemos como manejá-las e para que serve cada uma delas.

De acordo com o temperamento ou o estado momentâneo do ouvinte, ele se utilizará de uma percepção ou outra, dentre esses quatro modos. Isto quer dizer que ouvimos música por uma certa "trilha", na qual certas músicas se encaixam melhor que outras, daí advindo parte de nossas escolhas e afinidades musicais. A música que é "melhor ouvida" segundo o nosso modo de percepção, isto é, aquele em que nosso modo de percepção ressalta suas qualidades, é a música que apreciaremos mais.

Enfim, se uma pessoa percebe melhor o ritmo dará preferência a músicas ritmicamente ricas, se outra percebe melhor a melodia apreciará músicas cujas melodias sejam seu leito condutor, e assim por diante.

Por outro lado, certas músicas exigem uma percepção específica para serem ouvidas. Em certas peças musicais, se não embarcarmos em sua fantasia imaginativa, não a perceberemos, podendo então considerá-la frívola, sem sentido ou inapetecível, por não nos afinarmos — por incapacidade, deseducação, desatenção ou simples teimosia — ao seu conteúdo.

Assim, o modo como ouvimos a obra interfere fundamentalmente em nossa relação com ela, seja esta relação o deleite dos sentidos, um efeito terapêutico ou a educação de nosso estado interior que a música propicia.

Os quatro modos possíveis de audição estão relacionados aos quatro níveis humanos fundamentais, segundo a Tradição, e aos quatro elementos fundamentais da linguagem musical. A saber, os primeiros são o corpo físico, a emoção, a mente e a moral, e os segundos, o timbre sonoro, a melodia, a harmonia e o ritmo. O ser humano tem alguns instrumentos de percepção e a música tem alguns elementos de linguagem, que se coordenam de maneira formidável.

O efeito físico do timbre sonoro dos instrumentos musicais tem íntima correlação com a percepção física — e corporal — da música.

A melodia musical tem íntima relação com a fantasia imaginativa e com os sentimentos humanos, isto é, com a percepção sensível e emocional.

A harmonia, e não importando a que padrão de harmonia musical esteja referida, tem correlação com a capacidade de percepção da mente humana, e sua capacidade de notar os contrastes e estabelecer as relações harmônicas.

O ritmo musical é o próprio princípio vital que move o ser humano, aquela parte nossa que é a vibração primeira de tudo o que somos e aspiramos, para a qual utilizamos aqui o conceito de "moral", em sua conotação tradicional, isto é, daquilo que anima o indivíduo a ser quem ele é. O ritmo da música tem correspondência com este aspecto da percepção humana. Se se eliminar de uma pessoa o sentido moral de ser quem ela é, ela deixará de existir; da mesma forma, se se tentar diminuir o pulso rítmico da música, será difícil até mesmo imaginar como ela soaria.

Destas correlações naturais nascem os quatro modos possíveis de audição, que passamos a descrever, antes salientando que cada um deles promove efeitos diferentes sobre o ouvinte e que a aplicação desses quatro modos de audição depende de treino e também da finalidade que se deseje obter ou do tipo de música que se estará ouvindo. São, enfim, quatro modos de educar os diversos níveis de percepção, que normalmente se misturam ou se sobrepõem uns aos outros, dentro de nosso estado interno não educado para perceber as coisas — a música inclusive.

A PERCEPÇÃO PELA FANTASIA

Certas músicas, especialmente as melodiosas, acionam nossos mecanismos de "mergulhar" em fantasias e sonhos, muitas vezes compondo histórias completas das quais emerge um sentimento que é o elemento condutor desta fantasia.

Isto acontece naturalmente, faz parte dos instrumentos perceptíveis que temos à disposição e que, entretanto, não usamos como deveríamos. A percepção pela fantasia se vale deste instrumento, desenvolvendo e afinando sua capacidade potencial.

Diante de uma música melodiosa podemos mais facilmente praticar este primeiro modo de percepção. Normalmente, a melodia musical incita uma reação em nós do tipo imaginativa ou fantasiosa e com ela nos envolvemos em algum tipo de história sonhada que fortalece o sentimento transmitido pela música, e assim música e percepção trabalham na formação de um determinado sentimento.

Quando seguimos naturalmente essa reação, o que acontece é que, na maior parte das vezes, a reação imaginativa do ouvinte se torna mais forte que a música, sobrepujando-a, e a partir desse ponto o ouvinte mergulha em sua própria imaginação e deixa de escutar a música. Isto impede a audição musical e qualquer relação do ouvinte com a peça e, portanto, qualquer assimilação ou contato com seu conteúdo.

A percepção pela fantasia deve se ater a uma disciplina voluntária para realmente ter valor como tal. Caso contrário, será uma imaginação como outra qualquer, contribuindo apenas para a mixórdia confusa dos estados internos habituais. Falamos antes de como é preciso dar um "colorido" mais definido ao nosso estado interno para que ele não se torne tão aleatoriamente matizado que nos deixe desorientados, confusos ou genericamente insatisfeitos.

A percepção pela fantasia, quando acompanha o teor melódico da música — e não a imaginação do próprio ouvinte —, torna-se igual, mimetiza-se, toma a forma deste contorno melódico, e sendo a melodia bela, agradável, relaxante, refinada, vibrante, compassiva, ou seja ela o que for, terá esse conteúdo percebido e absorvido pelo ouvinte.

Este tipo de percepção fortalece a capacidade de *sentir*, assim como a de *sonhar*, desenvolvendo a sensibilidade e a emotividade. Os desejos da pessoa são como que melhor assimilados em seu caráter, deixando de ter aquele apelo perigoso que a repressão e a exaltação lhes dão. Desejos-sonhos reprimidos ou enfatizados com exagero são capazes de perturbar o estado interno de uma pessoa, seja pela insatisfação de nunca serem buscados seja pela insatisfação de se estar sempre atrás deles.

Com a audição musical pela percepção pela fantasia, os desejos-sonhos ganham um espaço que lhes é adequado dentro da interioridade: tornam-se elementos de "fluidificação" das ações e dos pensamentos. A emocionalidade começa a ser mais contributiva para com o comportamento: passamos a desejar-sonhar aquilo que fazemos, assim como fazemos mais daquilo que desejamos-sonhamos. Também os pensamentos ganham em sensibilidade e humanismo, assim como as emoções se tornam receptivas a serem organizadas e começam a compreender que elas próprias são somente "emoções" e que o mundo não existe para satisfazê-las, mas que elas existem para dar colorido ao que vivemos.

De certo modo, quando percebemos uma música por meio de sua melodia, deixando que nossa fantasia seja levada por ela, como barquinho dócil às ondulações, realizamos nesse momento aquilo tão ansiado por nosso lado emocional, que é justamente sonhar. Isto o alivia das tensões criadas pela rude matéria e suas impossibilidades.

A técnica de perceber a música pela fantasia consiste em acompanhar com a sensibilidade a melodia musical. "Acompanhar com a sensibilidade" significa mais do que dar atenção a cada nota isolada, deixar-se levar pela melodia como se cada nota sua tangesse uma corda de nós mesmos, e deixar que o nosso "lado que sente" sinta a melodia, como quem segue o enredo melódico sem nenhum tipo de consideração, censura ou explicação.

A mistura do conteúdo musical com nossos próprios pensamentos e imagens faz com que o conteúdo musical seja distorcido e que, de algum modo, nos afete com muito menos intensidade.

"Acompanhar a melodia" não significa que o ouvinte seguirá a historinha que a fantasia de sua mente irá criar sobre a melodia, mas sim que seguirá a melodia, do começo ao fim da música. Na verdade, nenhuma historinha irá se definir na música, ficará apenas sua sugestão dada pela melodia. Este ponto é fundamental, pois, como já dissemos, ao seguir nossa própria coleção de imagens nos fechamos à música e nos enclausuramos naquilo que já habita nosso interior — e este muito provavelmente estará desorganizado e necessitado de estímulo externo que apóie sua organização.

É preciso certo treino para se atender a estes dois requisitos, e só então se pode considerar que a técnica está devidamente aprendida. Sem estes dois requisitos, a fantasia sobre a música será do tipo comum e, portanto, será uma percepção incompleta e insuficiente diante do que nos é possível e diante do potencial da música e da melhoria de caráter que podemos obter pela audição musical.

Um efeito deste modo de audição musical é o estado de relaxamento corporal que advém de mergulhar no fluxo melódico e acompanhá-lo. Todos os fluidos corpóreos, como o sangue e a linfa, respondem a este modo de percepção, e passam a fluir mais livre e completamente. A sensação geral de um corpo mais leve e ausente de tensões é um dos resultados imediatos deste primeiro modo de audição.

A PERCEPÇÃO PELA SENSAÇÃO DE CONJUNTO

As diversas notas que compõem a melodia e a harmonia, e os diversos timbres instrumentais criam um conjunto de sons que chama a atenção por suas diferenças e pela harmonia do conjunto — não utilizo aqui o termo *harmonia* no sentido específico que a teoria musical lhe dá, mas no sentido amplo de "relação entre as partes".

Ouvir uma música atento aos contrastes entre os diversos sons, e também entre os sons e os silêncios, é a arte de perceber a música pela sensação de conjunto.

Este modo de audição é facilitado nas músicas com diferentes instrumentos e de harmonia — agora sim no sentido musical — rica e variada. As peças sinfônicas do período romântico ou pós-romântico são as mais apropriadas para se treinar esta audição, pela riqueza de diferentes sons que compõem o conjunto. A música de Wagner, em especial e inclusive pelos contrastes entre som e silêncio, é ainda mais apropriada.

É a mente, dentre os diversos instrumentos perceptivos, que está habilitada a reconhecer as diferenças e os contrastes, pois ela atua por comparação e relação entre coisas diferentes. É a mente que opera nesta audição e a ela serão referidos seus efeitos.

Não se trata de fazer uma análise da harmonia musical nem de tecer considerações sobre as partes e conjuntos musicais enquanto se ouve a música, pois isto seria a mente escutando seus próprios pensamentos, suas "considerações", e como dissemos no início do capítulo, isto não é ouvir música, mas pensar ou refletir mentalmente, como fazemos o tempo todo sobre qualquer coisa.

A atenção do ouvinte deve perceber cada um e todos os sons da música, como quem olha para o céu numa noite estrelada e, antes de focalizar uma estrela em particular, percebe ao mesmo tempo todos os pontos luminosos dentro do campo visual tendo o negro do céu como fundo.

O ouvinte deve procurar perceber todos os sons, não como um bloco, mas como sons diferentes que vão soando no mesmo instante ou em instantes próximos na música, da mesma forma que ele não unifica todas as estrelas numa luz só, mas percebe o negro do céu espacial e as estrelas distintas em suas posições. É preciso perceber o "vazio entre os sons" nessa audição, coisa que é exclusiva desse modo de audição, sendo o vazio o que estabelece a relação entre as diferentes partes da música.

Assim como o ar preenche os vazios do espaço em que vivemos, mas com uma consistência muito mais rarefeita que a das massas das formas concretas, e assim permite que estas se relacionem, também a percepção musical do conjunto necessita da sensação desses "vazios de som" para compor o conjunto da música.

Aliás, no conhecimento tradicional, o elemento Ar está associado à mente e à função de estabelecer relações e comparações, assim como o ar atmosférico é o componente que preenche os vazios entre as formas sólidas, que contrasta com elas e que permite que elas se movam e se relacionem.

Neste tipo de audição, a atenção se localiza no contraste entre o som e o não-som, para dessa forma ocupar a percepção com a música. Como os demais modos de audição, este requer treino, em especial o treino da atenção mental. Enquanto na forma anterior de percepção o esforço estava em seguir a seqüência melódica e não o devaneio resultante de nossas reações internas — esforço para seguir o devaneio da música e não o seu próprio — neste segundo modo de audição, o esforço está em perceber as diferentes informações sonoras que vêm da música sem analisá-las nem classificá-las mentalmente, à medida que a mente percebe a seqüência dos contrastes sonoros que vão ocorrendo; é perceber que existem os sons, que eles são diferentes entre si e que há silêncios entre os quais os sons surgem, como no céu as estrelas cintilam cada uma em seu lugar sobre o fundo do vazio negro.

Se no céu cada estrela surge num ponto diferente do espaço, na música cada som surge num ponto do tempo que pode ser simultâneo ou diferente. À atenção humana é mais difícil acompanhar continuamente uma percepção no tempo do que no espaço, pois no espaço pode haver a descontinuidade de atenção que nos é peculiar, e mesmo assim a memória reconstitui aparentemente sem falhas a percepção do conjunto. Quando se trata de acompanhar algo que se desenrola no tempo, como a música, é preciso mais atenção, ou uma atenção treinada para tal, pois mesmo que a memória também colabore preenchendo as lacunas perceptivas, ao perder a percepção de um som, de um timbre, de um conjunto de notas musicais, este não poderá ser recuperado. Não é como no céu em que, se deixamos de olhar um grupo de estrelas, elas permanecem lá tempo suficiente para voltarmos a atenção a elas. Na música, a música passa. Daí a necessidade de uma atenção treinada para a continuidade, sem se distrair com outros pensamentos, e daí a grande eficiência deste modo de audição quando bem executado.

Quem praticar esse tipo de percepção musical logo notará o impulso natural para aumentar a capacidade respiratória. Este é um fenômeno que indica estarmos utilizando a mente corretamente como instrumento de percepção musical. Há uma natural reação orgânica de querer sentir mais ar nos pulmões, preenchendo e esvaziando os "vazios" pulmonares, numa analogia confirmatória da boa percepção mental.

Aliás, podemos aumentar a eficiência deste tipo de percepção por respirar plena e suavemente. A percepção do fluxo respiratório é a homologia física desta percepção musical.

A música orquestral, com suas madeiras, cordas, metais, percussões variadas, quando gravada e reproduzida por caixas de som — reproduzida "por papelão e cola", no dizer de uma amiga — é bastante limitada para se praticar essa percepção auditiva, pelo motivo óbvio de que pólos geradores de som produzem um bloco sonoro único, apenas com um "efeito" de sons individuais.

A música orquestral ou de câmara ao vivo é a ideal, pois aqui cada som é produzido isoladamente, cada instrumento está posicionado num lugar diferente do outro, e os vazios sonoros existem entre os sons de modo muito perceptível.

No entanto, praticar esta percepção com finalidades terapêuticas numa sala de concerto é estranho e, em muitos casos, desaconselhável. Mas nessas condições, essa percepção pode ser experimentada de modo que nossa sensibilidade aprenda assim a se abrir para a música.

Por outro lado, nem todos somos príncipes mecenas mantenedores de pequenas orquestras para uso pessoal e, portanto, de um modo ou de outro, para uma prática regular, acabamos recorrendo às caixas acústicas e à música gravada. Ou ainda, em momentos oportunos, experimentamos esse modo de audição dentro de uma sala de concerto, o que ampliará maravilhosamente a compreensão da música, mesmo para aqueles que não disponham do vocabulário ou do conhecimento musical. Trata-se da compreensão da música em si.

A PERCEPÇÃO PELO CONTATO FÍSICO COM O SOM

De certo modo, esta é a percepção mais básica, pois está relacionada com a vibração física que nasce do instrumento musical ou da caixa de som, faz vibrar o ar atmosférico e chega até nosso corpo sob a forma de vibração física das partículas, tocando em particular a sensibilidade auditiva, a parte do corpo mais apta a captar a faixa de vibração sonora. No entanto, na prática deste modo de audição física do som, vamos percebê-lo tocando e fazendo vibrar todo o corpo, e não apenas a membrana e os sensores auditivos.

O primeiro passo para esse modo de audição consiste em preparar o corpo para se tornar um bom receptor da vibração sonora. Um estado de relaxamento e um bem-estar geral do corpo devem estar presentes antes de se iniciar essa percepção. A atenção se volta para a percepção corporal do som, isto é, para a sensação vibratória do som fazendo realmente vibrar a pele, os músculos e a sensibilidade do corpo até onde a sensibilidade alcança. Obviamente não se deve esperar, a não ser por um volume de som exageradamente alto, que os músculos maiores do corpo vibrem de modo perceptível para um observador externo ao nosso corpo. Mas, mesmo estes músculos maiores, e principalmente a musculatura mais fina, denominada *micromusculatura*, assim como outros sensores corporais refinados realmente vibram sob efeito do som.

Este tipo de percepção musical nos torna sensíveis à recepção da música, em que corpo físico e som físico vibram em uníssono, o corpo ressoando o som.

Ao praticar esta técnica, percebe-se que os grandes músculos tornam-se passivos e relaxados. O peso do corpo procura apoiar-se para relaxar mais fundo. A sensação do próprio corpo como que se amplia — pelo estímulo a uma função perceptiva interna denominada *propriocepção* —, todos os sentidos tornam-se mais vívidos e percebem o próprio corpo e o ambiente como se estes estivessem mais próximos e fossem mais palpáveis que de costume. Estes são os "sintomas" da prática bem conduzida, e é realmente a partir deste aumento da sensibilidade sensorial que a pessoa perceberá seu corpo ressoando a música e, dessa forma, se sensibilizará com a própria música — *por meio de seu corpo*.

Neste modo de audição, é como se o corpo ouvisse a música e a mente percebesse o corpo ouvindo a música. O foco perceptivo não está em concentrar-se a mente muito na música nem em envolverem-se os sentimentos com ela. O que conta é apenas o efeito sensorial da música ressoando no corpo, o qual acabará afetando naturalmente, num segundo momento, a percepção mental e emocional.

A atenção está colocada sobre o corpo ouvindo a música, enquanto a sensibilidade está voltada para as sensações do corpo. Este modo de audição favorece o relaxamento e o estabelecimento de um padrão de saúde para o corpo, um maior contato e entrosamento com a realidade física, como também melhora a lida com a realidade e a estabilidade do funcionamento do conjunto orgânico-psíquico.

As músicas que contenham o uso de sons variados, isto é, de timbres marcantes, de sonoridade encorpada e expressiva, e de contornos melódicos e harmônicos firmes e bem definidos, são aquelas que mais são afins deste tipo de audição, que realça suas características.

No caso da audição de música gravada, a qualidade da reprodução fonográfica é fundamental, pois estaremos atentos à qualidade física do som. Mais uma vez a audição de música ao vivo é ideal para este tipo de audição (e para qual não seria?) na medida em que os sons dos instrumentos, com seus sons harmônicos e seu colorido, são reproduzidos de modo muito limitado, mesmo nas melhores gravações e reproduções. Quem já ouviu o som de um violino, ainda mais se de um violino como os famosos Stradivarius nas mãos de um grande violinista, na certa não se esqueceu da riqueza de timbre e de todas as nuances que acompanham o corpo principal do som, e que são irreprodutíveis pelos alto-falantes de "papelão e cola"; e assim com a harpa, o órgão, o fagote, o violoncelo e todos os demais instrumentos de uma orquestra.

Dos quatro modos de audição aqui propostos, este é básico em relação aos outros três. O contato físico com o som precede e é condição fundamental para os outros modos de percepção, que se valem do contato físico para dele acentuar um ou outro conteúdo da música.

Por razões inerentes à constituição da música ocidental, em particular o modo como sua escala de doze sons divide uma oitava, esta música afeta primordial e principalmente o corpo físico. O fato de a oitava estar dividida em doze semitons dá aos sons da música do Ocidente, desde a Grécia Antiga, uma qualidade que lhes é típica: enfatizar o *nível material* da existência. Isto é visível desde a arte grega, cuja essência era a perfeição da forma física, até o sentido da ética grega, a ética do comportamento e, portanto, dos gestos concretos, assim como sua visão religiosa, isto é, sua relação *física* com os deuses, o pagamento de hecatombes, os desterros físicos, etc. Enfim, desde o estabelecimento dessa escala, o nível material foi grandemente estimulado, justamente porque a vibração sonora assim organizada estimula o ser humano *por meio de* seu corpo físico.

Não vamos aqui afirmar que o som afeta somente o físico, mas na medida em que afete sentimentos e mentalidade, o fará por meio do corpo. Portanto, sem a devida sensibilização corpórea nenhuma das outras será útil, enquanto estivermos tratando da música ocidental. O caso seria diferente se aqui trabalhássemos com a música hindu, egípcia antiga ou árabe, em que a divisão da escala é organizada a partir de outros valores. A música hindu, com suas divisões de quarto-de-tom, e portanto vinte e quatro notas dentro de uma oitava, é capaz de estimular diretamente o aspecto mental do ser humano, sem ser necessária uma sensibilização corporal específica. Esta música é realmente conhecida pelo efeito que tem sobre o estado mental dos ouvintes e executantes de música, efeito este capaz de modificar e elevar o padrão da mente. Este é o sentido da música hindu ter um caráter *mântrico*, termo muito divulgado mas nem sempre bem compreendido. *Mantra* é palavra sânscrita, cujo sentido básico é *focalizar a mente*, ou *modificar o estado da mente*. Na música de outras origens civilizacionais com suas escalas peculiares, pentatônicas, em terços-de-tom, ou outras, os efeitos da música se dariam também por meio de outros veículos do ser humano, e toda a metodologia proposta deveria se adaptar ao modo como a música opera sobre o conjunto humano.

Como tratamos aqui da audição de música ocidental, a base para todos os modos de percepção é aquela em que o corpo, primeiro e fundamentalmente, percebe a vibração sonora.

A PERCEPÇÃO PELO RITMO

Agora trata-se da percepção da própria "alma" da música, o tempo, por meio de sua manifestação mais evidente, o ritmo.

Não se trata de acompanhar a música estalando os dedos ou batendo palmas para "marcar" o ritmo. Esse ritmo marcável é apenas uma fase, e a mais grosseira, da noção de ritmo musical, aquela que acentua os tempos fortes. Há ritmos internos na melodia ou mesmo na harmonia e nos timbres instrumentais de um certo tema ou do instrumento que surge de tempos em tempos criando um ritmo que não é somente tempos forte/fraco, mas a relação no tempo de dois elementos musicais afins que de algum modo definem um momento.

Para exemplificar este ritmo mais complexo, com uma analogia que caiba nas palavras de um livro, tomemos emprestado à poesia a frase poética "Uma longe claridade borrou à esquerda na evidência lenta de uma linha longa". A letra 'L' forma um ritmo expressivo que acentua toda a beleza desta imagem, ao surgir no início da frase por duas vezes e ressurgir enfatizada três vezes no seu final. Cria, assim, a sensação de distância — o 'longe' — e, pela repetição final, reforça a idéia do desenrolar da 'lenta linha longa'; o 'L' desenha com seu ritmo o que as palavras dizem, dando toda a beleza à melopéia deste trecho de poema. Este é um ritmo poético que não se refere à acentuação de tempos forte/fraco — que na frase seria marcar seus acentos "Uma LON-ge clar-ri-DA-de bor-ROU À es-QUER-da na e-vi-DÊN-cia LEN-ta de uma LI-nha LON-ga". Estes acentos da fala se sobrepõem ao ritmo do 'L' e vemos que no começo o segundo 'L' (clar-) não é marcado e portanto funciona como um eco do 'L' de lon-ge, que como que vai perdendo força, e que ressurge nos 'L's finais, todos no tempo forte. Outros ritmos internos de consoantes e vogais compõem a beleza desta imagem poética, como por exemplo as reverberações da letra 'n' nas sílabas acentuadas de LONGE, EVIDÊNCIA, LENTA e LONGA. Outros ritmos ainda surgem com os próprios pensamentos entre as palavras, e este conjunto forma um complexo rítmico que não é apenas a acentuação como da batida de tambor, batida e silêncio, ou tempo forte e fraco.

É a este conjunto que considero ritmo, e análogo a ele, existe igual sobreposição de diversos níveis de ritmo dentro da música. No corpo humano, há igual complexo rítmico, em que a pulsação cardíaca, o ritmo pulmonar-respiratório, os ritmos digestivos, cerebrais, glandulares e musculares compõem uma resultante rítmica peculiar a cada indivíduo.

Que o leitor não se assuste ao imaginar que precisa aprender a reconhecer os diversos ritmos internos da música para praticar este tipo de percepção. Como dissemos no início, e convém agora repetir, os modos de percepção musical não tratam de análise nem de entendimento da linguagem musical; a percepção desses ritmos se dá pelo contato direto com a música e não através do seu estudo — pelo menos a percepção como a que aqui estamos concebendo. Se foi utilizado um exemplo em que se procedeu à análise das sílabas de um poema, foi apenas para mostrar concretamente *o que* se queria dizer, e não para mostrar *como* fazer.

A música de Johann Sebastian Bach, com suas diversas vozes apresentando os temas melódicos e rítmicos alternada e diferenciadamente, pode ser um bom exemplo para se começar a se sensibilizar com o que chamo aqui de *ritmo*.

Quando nosso corpo se move impulsionado pela audição musical, nossas mãos reproduzindo em movimento aquilo que percebemos da música, estamos atuando no nível desta percepção pelo ritmo. Quando um maestro rege a orquestra, é a esta percepção que ele, preponderantemente, recorre. Assim quando imitamos os gestos de reger a música, é esta percepção atuando, ou quando batemos mãos, pés, estalamos os dedos e, enfim, dançamos ao sabor da música, seguimos o padrão deste tipo de percepção.

Então, dançar seria a forma ideal de dar vazão a esta percepção. Ao dançar estaríamos com toda certeza nos valendo dela; esta é uma forma de percepção altamente exteriorizada, talvez exatamente o oposto da percepção pela fantasia a qual conduz a um reino imaginário e suave como os sentimentos. A percepção pelo ritmo, ao contrário, é extremamente vital e pulsante como a própria vida e logo nos faz querer expressar essa vitalidade, cuja resposta natural é o movimento do corpo.

O aumento do calor do corpo, da sensação de vitalidade, da própria pulsação sangüínea e da batida cardíaca é notável quando se pratica este modo de percepção musical. Estes são sinais de se estar praticando-a adequadamente e experimentando a música no nível do ritmo. Onde há ritmo há vida, há energia e vitalidade e, portanto, este efeito não poderia ser diferente.

Referimo-nos, nos outros modos de percepção, a determinados instrumentos perceptivos, que nos são disponíveis, para serem utilizados na audição musical. A fantasia imaginativa, a atenção mental e a sensação corporal foram os instrumentos utilizados, respectivamente, nos três modos anteriores. Para este quarto, o instrumento a ser utilizado é algo menos palpável para nossa forma de entendimento, para a educação ocidental. Precisaríamos utilizar o "órgão de percepção da vitalidade" para ouvir o ritmo musical. Não temos palavras que o definam ou sequer o apontem. Não obstante dançarmos espontaneamente à percepção rítmico-vital da música, não sabemos que órgão ou função une a música à dança dentro de nós. Não é o movimento; este é apenas a expressão externa de uma impressão interna.

Para superar esta dificuldade — e considerando que dançar ou ritmar um movimento desviaria a atenção da audição musical para o movimento que fazemos — há a sugestão de se perceber o próprio ritmo do batimento cardíaco enquanto se escuta a música. A percepção simultânea de nosso pulso vital e da música, por similaridade, levaria à percepção do aspecto rítmico da música. Mas alguns terão dificuldade de sentir o ritmo cardíaco, e outros poderão achar desagradável ou mesmo assustador o sentir bater seu coração. Afinal é aí que reside nossa vida e o contato com algo tão vital pode ser perturbador. Assim, esta sugestão funcionará apenas em alguns casos. Nestes, a pessoa estará fisicamente relaxada e perceptiva, sentindo a pulsação de toda a circulação sangüínea e do coração, seja no corpo todo (idealmente), seja localizada numa região em particular, mais acessível à percepção do pulso. A sensação de vitalidade, a melhora da circulação de sangue e o aumento do calor são sentidos quase que imediatamente.

Outro modo de superar esta dificuldade é ouvir música em que o ritmo seja evidente, e essa evidência nos leve a, mesmo sem saber como, usarmos da percepção pelo ritmo. Não conheço melhor música para isso do que o *Concerto de Brandenburgo nº 3* de Johann Sebastian Bach, um grande conjunto de pulsos rítmicos ininterruptos e vibrantes aos quais, creio, poucas pessoas ficarão insensíveis. Outras músicas de Bach ou ainda de Beethoven ajudarão a desembaraçar este modo de percepção.

"Ouvir com a vitalidade" seria o termo mais adequado para definir esta forma de percepção, mas nos falta o registro do que isto seja, e estou tentando apresentar alguns caminhos que façam os leitores, mais do que entender, efetivamente experimentar o que isto seja.

Conforme seu temperamento, o ouvinte encontrará mais ou menos facilidade diante desta percepção. Isto vale para todos os tipos de percepção. A cada tipo humano básico corresponde uma forma de percepção musical. O temperamento colérico, fogoso ou intuitivo, conforme a linha filosófica de classificação que se siga, terá maior facilidade para a percepção pelo ritmo, enquanto os demais tipos em graus variados apresentarão menor afinidade em ouvir música assim.

Outra forma ainda de tentar contornar a dificuldade que é "ouvir com a vitalidade", é usar mesmo o apoio de algum movimento corpóreo, pés ou mãos de preferência, para evitar mover demais os órgãos sensoriais e perturbar a própria percepção. Siga com pequenos movimentos o que você sinta ser o ritmo da música, não apenas seus acentos fortes, mas todos os movimentos rítmicos internos da música, como foi anteriormente descrito, e com isso sintonize a relação entre o estado vital e o pulso musical.

Como em todos os demais modos, esta percepção precisa ser treinada. Ela é mais óbvia e imediata que qualquer das outras, mas por isso mesmo é a mais difícil de ser contatada por meio do entendimento racional. Ela é como algo "pré-raciocínio", mas a experiência direta por alguns dos meios propostos pode lhe revelar o que você já sabe intuitivamente: que ouvimos música mesmo é pelo ritmo.

Se associarmos esta idéia de que o ritmo é o fundamento da música com aquela outra, exposta anteriormente, de que no Ocidente a música afeta o corpo físico, anterior e preponderantemente aos demais "corpos" humanos (das emoções, dos pensamentos, da vitalidade), chegaremos à conclusão de que a música do Ocidente vitaliza e estimula o ritmo corporal e, conseqüentemente, gera um estímulo à dança que a música de outras civilizações não gera.

E, de fato, comparando a dança hindu, chinesa e mesmo alguns tipos de dança do Oriente Médio, veremos que o que esses povos chamam de dança é pouco expressivo da vitalidade corporal para nós. As danças chinesa e hindu são particularmente mentais, isto é, cada gesto é, antes de mais nada, símbolo físico de um conceito. A precisão e a argúcia dos movimentos da dança clássica indiana são particularmente inexpressivos em vigor físico, apesar do alto valor estético que contenham dentro de sua ambiência cultural.

A dança no Ocidente é bastante mais movimentada, muscular e enfática na expressão vital. O balé clássico e a dança moderna seguem, tanto um como o outro, esta tradição do vigor do corpo, mesmo na chamada "dança conceitual". Compare-se este tipo moderno de dança ocidental, com seus bailarinos tão "musculares" quanto os da dança clássica, com a dança realmente *conceitual* dos hindus, em que praticamente cada gesto simboliza uma idéia, uma palavra, dentro de um vocabulário da mente filosófica hinduísta, e em que os movimentos são como que um desenho no espaço que delineia o pensamento que se deseja expressar.

O forte efeito vitalizante da música ocidental sobre o corpo é então decorrência natural de dois elementos: da música em si, qualquer que ela seja, em que o ritmo vital é sua essência, e das características específicas da escala ocidental, de doze tons, que faz a vibração sonora se dirigir para impactar o corpo físico.

As músicas que acentuam o ritmo, no seu sentido mais simples e imediato de batida dos tempos fortes, têm um efeito de aumento de poder físico e estão ligadas a algum tipo de conquista, como a marcha — que sempre conduziu os guerreiros à vitória (já dizia Napoleão que mesmo o exército mais bem treinado, sem uma boa banda militar, não era nada); como uma boa valsa — condutora das diversões de salão e do entabulamento de relações, fundamentos do Império Austro-Húngaro; e como, atualmente, a música comercial, na qual o apelo ao ritmo corpóreo é garantia de sedução fácil.

A MESCLA DOS QUATRO MODOS

Os quatro modos de percepção se sobrepõem e se mesclam de maneira natural na audição de uma determinada pessoa, criando a impressão final que ela — e só ela — tem de uma certa música, pois para cada pessoa os quatro modos de percepção mesclam-se de modo particularmente único.

Ao escolhermos um modo determinado de percepção, além de acentuar determinado efeito da música sobre nós, acentuamos um aspecto da própria música. Como dissemos, cada temperamento acentua espontaneamente um modo de percepção e portanto cada um de nós ouve uma música de maneira completamente diferente de uma outra pessoa, por ouvi-la de uma perspectiva particular e parcial. Se considerarmos que, na verdade, cada pessoa tem uma mescla de predomínios entre os quatro modos e não apenas um tipo acentuado, então teremos uma diversificação ainda maior das "interpretações perceptivas". E assim como isso acontece com a música, acontece também com a vida, com cada pessoa vendo de um jeito que é só dela e imaginando que todos vêem assim, o que é o sentido mais profundo que se possa imaginar da imagem da "babel" entre os homens que pensam construir a mesma torre, trazendo, porém, cada um a sua interpretação particular, sem ter consciência de que é assim.

Quando se vai praticar qualquer um dos quatro modos de percepção musical, de algum modo os outros três o acompanham, às vezes completando a percepção, outras desviando do foco que intencionamos criar.

Na verdade, a audição integral deveria integrar os quatro modos — a percepção pela fantasia, pela mente, pelo corpo e pela vitalidade. Mas não temos capacidade treinada de atenção suficiente para somar estes quatro instrumentos de percepção à nossa vontade. Precisamos treinar cada um deles em separado, contando com a participação conjunta dos demais, mesmo percebendo a presença mais evidente de alguns deles, sem no entanto agir nessas outras linhas e mantendo-nos naquela que focalizamos.

Com o treino em separado de cada uma, elas se somarão naturalmente, cada uma mais fortalecida e melhor afinada em si, e, uma vez que todas as percepções estejam desbloqueadas, essa soma tenderá a se dar de modo natural na proporção de nosso temperamento, conforme seja de sua natureza se relacionar com a música por meio de cada uma destas vias. Esta integração se dará por si, bastando que pratiquemos adequadamente todos os tipos de percepção.

De forma natural, associam-se dois modos de percepção: ao praticar a percepção corporal, em certa medida a fantasia também participará — ao perceber a música com o corpo você sonhará um tanto — e num dado momento as duas se completarão, mesmo e principalmente se você se mantiver atento à percepção pelo corpo.

Ao praticar a percepção pela fantasia sentirá espontaneamente necessidade de ter o corpo como aliado, e algo do relaxamento e da sensibilidade sensorial se mesclarão ao fio condutor da fantasia melodiosa, mesmo e principalmente se você se mantiver atento à percepção pela fantasia.

Um outro par se forma entre a percepção pelo conjunto e aquela pelo ritmo. Ao ouvir música percebendo-a pelo seu conjunto, conforme explicado, a sensação de pulso rítmico se manifestará, e você tenderá a oscilar a atenção entre ambas. Mantendo a atenção na percepção do conjunto, a sensação rítmica se mesclará a esta, completando-a e fornecendo uma forma de refúgio para os instantes em que a atenção relaxar.

Ao praticar a percepção pelo ritmo, os vazios sonoros se sobressairão, como os "tempos fracos" em contraponto aos momentos fortes e expressivos da música, seja em melodia, ritmo ou timbre, seus "tempos fortes". E assim as duas percepções também aqui se completarão. Ademais, a sensação de conjunto trará o devido relaxamento à atenção, repousando nos "vazios" da música, enquanto ela tenta se manter focalizada na percepção do ritmo.

Falo em *relaxamento* da atenção nestes dois últimos casos, pois se trata dos dois tipos de percepção que mais exigem concentração da percepção e, portanto, necessitam de um *relaxamento anexo* que a torne verdadeiramente eficiente, pois, como se sabe, a tensão constante impede a presença da sensibilidade.

Nos dois primeiros casos, a forma complementar de audição como que dá mais *consistência* à audição. Por se tratarem de percepções em si relaxantes — quase devaneios, mas controlados e executados voluntariamente —, há a necessidade de limites que lhes dê coesão, coisa que o corpo dá à imaginação e, por incrível que pareça, a imaginação dá ao corpo.

Estes quatro modos de audição devem ser praticados de acordo com a natureza da música, o temperamento do ouvinte e o efeito desejado; nas diversas combinações possíveis entre estes fatores, dá-se uma gama de variedades que preenche as possibilidades imagináveis.

15

Audição Dirigida

O conceito de *audição dirigida* organiza o modo como diferentes conteúdos musicais afetam o ser humano, definindo *como* cada música compõe o ser humano.

Considero que, em particular um sistema de referência que defina os arquétipos humanos (e, portanto, dos criadores musicais) poderá organizar os conteúdos musicais. Com esta idéia afirmo também que as obras musicais — e artísticas em geral — contêm ou remetem à arquetipia de seus criadores.

Arquétipo é um modelo de vivência possível para o ser humano. Arquétipo, no sentido original da palavra grega da qual provém, significa "modelo de seres criados, protótipo, padrão ou matriz dos seres". Matriz não como um comerciante pensaria o termo antepondo-o à filial, mas matriz como a de uma gravura.

Numa gravura em metal ou pedra, por exemplo, não vemos na chapa, na matriz, o desenho que ela contém; vemos o desenho só depois de impresso no papel. O desenho na matriz ainda está numa dimensão intermediária: não é conceito abstrato apenas, é já uma espécie de molde; o desenho, apesar de ainda invisível, ocupa uma dimensão física. Ele só se torna visível quando a matriz imprime seu reflexo no papel, gerando o que chamamos "gravura".

Assim são os arquétipos humanos: invisíveis enquanto matriz, mas podendo ser vistos impressos no temperamento das pessoas e em suas criações.

Arquétipo, no sentido em que uso o termo, é, então, um modelo de experiência, condição ou tipologia humana que, apesar de não ser localizável concretamente num determinado lugar do tempo ou do espaço, existe não somente por sua presença comprovável nos seres humanos, mas também pela percepção indireta de sua existência em alguma dimensão, da qual provêm seus efeitos.

Apesar da possível extensão e complexidade do assunto, quero fazer aqui um resumo essencial da arquetipia humana. Reduzo o trabalho com os arquétipos humanos a seu número mais básico, que julgo suficiente para dirigir a audição musical, além de simplificar o primeiro contato do leitor com o assunto.

O resumo essencial dos tipos humanos baseia-se nos diferentes níveis da experiência humana: a experiência por meio do **corpo físico**, por meio das **emoções** e **sentimentos**, por meio do **intelecto racional** e por meio das **aspirações morais**. Este último nível de experiência humana também é considerado o nível da vitalidade, dando a entender que nele está contido aquilo que é mais intrínseco ao ser humano, seja a própria vida seja o seu impulso para buscar um sentido de vida, isto é, sua moral.

O ser humano estabelece contato com o mundo por meio destes quatro níveis de experimentação e sensibilidade. Em sua condição natural, existem no ser humano estes quatro níveis e nenhum outro mais. Apesar de todo ser humano poder experimentar o mundo por estes quatro meios, em cada pessoa um ou outro deles predomina na formação do temperamento, fazendo com que esta pessoa seja **corpórea/sensorial**, quando experimenta o mundo preponderantemente por meio do corpo físico e seus sensores; ou **emocional**, quando experimenta o mundo por meio de suas reações emotivas, da fantasia imaginativa e de seus sentimentos; ou **intelectual**, quando experimenta o mundo por meio da avaliação racional, das associações intelectuais e de comparações lógicas; ou **moral/vital**, quando experimenta o mundo por meio da expressão de sua vitalidade, da afirmação de seus valores vitais e das motivações que lhe são inerentes.

Esta divisão é encontrada tanto na psicologia — os quatro tipos junguianos: racional, sensível, intuitivo e emotivo — quanto na Astrologia, em que são associados aos quatro elementos — fogo, terra, ar e água. A visão que aqui apresento vem do conhecimento astrológico. Apesar dos nomes se assemelharem àqueles utilizados pela linha junguiana da psicologia, o modo como os utilizo difere da conceituação psicológica.

Esta mesma divisão é a base para definir os quatro modos de audição.

A percepção pelo contato físico com o som corresponde ao uso do nível corpóreo/sensorial do ser humano no contato com a vibração sonora. É por meio do contato do corpo com o aspecto físico da música, sua vibração, que se estimula a sensibilidade deste nível humano. O aspecto físico do som tem especial afinidade com os timbres instrumentais, daí que músicas em que estes sejam mais evidentes facilitam a audição pelo corpo.

Por isso as músicas no CD escolhidas para a prática desta audição têm especial ênfase na variedade e no colorido dos timbres instrumentais. Tanto a peça de Holst como a de Prokofiev exploram diferentes timbres e dão ênfase a diferentes coloridos orquestrais. De algum modo, o temperamento destes compositores é marcadamente sensorial e corpóreo.

A percepção pela fantasia corresponde ao uso do nível emocional humano no contato com a vibração sonora. É por meio da fantasia imaginativa, estimulada pelos aspectos mais sugestivos da música, como a melodia, que se estabelece este tipo de audição. A melodia parece ser, entre os elementos musicais, o mais sugestivo de fantasias e sentimentos.

Assim, as músicas no CD escolhidas para a audição pela fantasia são particularmente melodiosas, para facilitar aos ouvintes se envolverem com sentimentos. Não que apenas a melodia cause isso, e inclusive nas duas peças apresentadas, de Joaquim Rodrigo e de Maurice Ravel, a harmonia e o colorido dos timbres colabora muito para a criação de um clima; no entanto, sem um fio melódico, no mais das vezes, é difícil a música suscitar uma emoção definida. Estes são compositores em cujo temperamento destaca-se o aspecto emocional.

A percepção pela sensação de conjunto corresponde ao contato com a música por meio do nível intelectual. Poder-se-ia pensar nesse contato como alguma especulação ou associação racional a respeito da música. No entanto, este caminho se afastaria da música em si, direcionando para considerações a respeito da música. Para que o intelecto, cuja natureza é comparativa, tome contato direto com a música, o caminho indicado é o de estabelecer comparações diretas entre as várias partes da música, daí ser uma percepção pela sensação de conjunto e dos contrastes existentes na obra musical.

Esta percepção pode também ser desenvolvida pelo contraste entre sons e silêncio numa peça musical. Pode ser chamada de percepção da música pelo vazio que ela contém. É outra maneira de se chegar à percepção de conjunto e à experimentação da música por meio do intelecto.

As músicas do CD contêm contraste entre instrumentos (no caso da obra de Mozart, onde quatro instrumentos de sopro se revezam nas melodias e na tessitura dos timbres e harmonias) e contraste entre sons e silêncio (a peça de Wagner).

A percepção pelo ritmo corresponde ao uso do nível vital/moral do ser humano no contato com a vibração sonora. A sensação do ritmo corpóreo básico, o batimento cardíaco, é utilizado como elemento de contraste e de contato com a música, na medida em que se deve ter presente esse pulso rítmico do corpo e ao mesmo tempo as qualidades rítmicas da música.

As músicas escolhidas para o CD, ambas de Beethoven, acentuam a rítmica para justamente facilitar a percepção do amálgama entre ritmo pessoal e ritmo musical. A primeira peça tem um ritmo vigoroso, inclusive por ser isso que as pessoas esperam de uma acentuação rítmica. A segunda peça possui um ritmo aparentemente não marcado, e isso exige percepção mais refinada.

A audição dirigida consiste em escolher a música conforme uma finalidade que se queira, dirigindo assim a audição pelos efeitos que se deseje obter.

Dentro dos parâmetros que estou colocando, as finalidades resumem-se a estimular um dos quatro níveis humanos: corpóreo, emocional, mental ou vital. Estimular significa fazer trabalhar mais e com isso fortalecer e aprimorar o funcionamento do nível escolhido. Para isso utiliza-se uma das músicas endereçadas para o nível escolhido, que é escutada segundo a percepção correspondente.

Assim, por exemplo, alguém que deseje **trabalhar o nível intelectual**, escolhe a peça de Mozart ou a de Wagner presentes no CD e pratica a audição pela sensação de conjunto.

Alguém que deseje **trabalhar o nível vital/moral**, escolhe ouvir uma das peças de Beethoven e pratica a percepção pelo ritmo vital.

Alguém que deseje **trabalhar o nível emocional**, seleciona a peça musical de Ravel ou a de Rodrigo, e com elas pratica a percepção pela fantasia.

Alguém que deseje **trabalhar o nível corporal**, seleciona a peça de Holst ou a de Prokofiev, e com elas pratica a percepção pelo corpo físico.

A escolha das obras musicais, presentes no CD que acompanha o livro, foi feita pela sua adequação ao estímulo de cada nível humano e à prática das correspondentes percepções auditivas. Pela natureza e temperamento dos compositores escolhidos e também pelas características específicas de cada uma das peças, considerei-as adequadas para um primeiro contato com os quatro níveis de percepção auditiva.

Estas músicas facilitam a localização da atenção no ponto requerido para o bom efeito dos diversos níveis da audição. Elas realmente possuem conteúdos que estimulam os níveis humanos a que estão relacionadas.

Poderiam ter sido outras as escolhas. Praticamente quase todas as obras musicais eruditas são interessantes para se ampliar a sensibilidade. Dentre o cardápio que me foi apresentado para fazer a seleção, optei por estas, principalmente por julgar ser mais fácil nelas localizar a atenção, mas também pelas suas diferentes belezas, pois que, cada uma a seu modo, apresenta um aspecto das tão variadas nuances de beleza que fazem o deleite da audição musical.

Para a **audição pelo corpo**
(e o conseqüente estímulo à dimensão física do ser humano):

Faixa 1 — G. Holst — "Mercúrio: o Mensageiro Alado", da suíte *Os Planetas*, Op. 10; duração: 4' 21".

Faixa 5 — S. Prokofiev — *Sinfonia nº 5 em Si bemol maior*, Op. 100, 2º movimento, allegro marcato; duração 8' 54".

Para a **audição pela fantasia**
(e o conseqüente estímulo à dimensão emocional do ser humano):

Faixa 2 — M. Ravel — "Le Tombeau de Couperin", minuto: allegro moderato; duração 4' 46".

Faixa 6 — J. Rodrigo — *Concerto de Aranjuez*, adagio; duração 12' 34".

Para a **audição pelo conjunto**
(e o conseqüente estímulo à dimensão intelectual do ser humano):

Faixa 3 — W. A. Mozart — *Sinfonia concertante para oboé, clarinete, fagote e trompa em mi bemol maior*, K. 297B, andantino com variazioni; duração: 8' 50".

Faixa 7 — R. Wagner — "Parsifal", *Música da Sexta-Feira Santa*; duração 12' 43".

Para a **audição pelo ritmo**
(e o conseqüente estímulo à dimensão vital/moral do ser humano):

Faixa 4 — L. van Beethoven — *Sinfonia nº 1 em dó maior*, Op. 21, minueto: allegro motto e vivace; duração: 4' 00".

Faixa 8 — L. van Beethoven — "Sonata para violino e piano nº 5 em fá maior", *Primavera*, Op. 24, allegro; duração: 10' 13".

Repare que, para cada tipo de audição, a primeira faixa tem menor duração. Também com a primeira é mais fácil treinar a percepção auditiva que lhe é afim. Portanto, é recomendável utilizá-las no aprendizado inicial, para depois vir a trabalhar por mais tempo e com maior refinamento a audição das segundas faixas de cada tipo.

EFEITOS

As músicas presentes no CD que acompanha o livro facilitam o aprendizado dos quatro modos de audição e produzem certos efeitos, com base no conteúdo que as caracteriza, agora comentados.

Os exercícios de audição musical promovem efeitos que, dadas sua riqueza e complexidade, preencheriam outro livro inteiro. Ainda mais se fosse descrever os efeitos de muitas músicas diferentes ou, então, de diversos tipos de música. Não é o que pretendo fazer aqui. Ater-me-ei a comentar algumas das propriedades das obras musicais constantes no CD, como orientação para quem quiser praticar os exercícios propostos.

Em primeiro lugar, considere que os efeitos se referem à audição sob condições especiais, como apresentado no capítulo anterior. Não são efeitos diretos da música e, portanto, uma audição distraída ou convencional não levará aos resultados descritos.

A proposta de obter certos benefícios, por meio da audição musical, está baseada numa relação especial com a música — os quatro modos de percepção — e não poderia ser diferente, como afirmado exaustivamente em capítulos anteriores: a audição casual de música ocasional gera efeitos desconexos ou inexpressivos (ou seja, não gera efeitos), como alguém que lambesse comprimidos de muitos remédios ao longo de um dia, desejando todos os tipos de saúde que os comprimidos "prometem".

A "promessa" dos comprimidos, na verdade, inexiste. É preciso tomá-los segundo prescrições e doses precisas para terem efetivados seus princípios vitais e potenciais efeitos. Da mesma forma, uma peça musical não causará nenhum efeito se não nos colocarmos em relação especial com ela. Portanto, os efeitos descritos a seguir valem para quando se estabelece relação com a música pelos meios descritos neste livro.

Em segundo lugar, para conhecer os efeitos é preciso saber quem é o praticante da audição musical. Cada pessoa, de acordo com o seu temperamento, reage de maneira diferente a uma mesma obra, dependendo da arquetipia a que pertença.

Alguém de temperamento com ênfase no nível intelectual pode ter, com música estimulante para o intelecto, uma espécie de sobrecarga, gerando tal dinâmica que seus pensamentos se tornem dispersos e agitados. Por outro lado, esta mesma pessoa de temperamento intelectual pode estar num momento de desgaste, necessitando de um estímulo benéfico, e então a música de cunho intelectual será de grande ajuda.

Em outro exemplo, alguém de temperamento vital/moral pode estar sofrendo alguma coibição ou repressão em suas motivações e vitalidade, e nesse caso a música de estimulação vital viria a devolver o vigor e a motivação existencial.

Essa mesma pessoa pode estar tão envolvida com seus motivos próprios que não repare no que ocorre à sua volta; neste caso, a música estimulante para o intelecto é recomendada, pois é por meio deste aspecto humano que percebemos o ambiente e os outros.

Alguém de temperamento emocional pode estar tão envolvido com o mundo de suas fantasias que perca contato com a realidade concreta; neste caso, a música estimulante para o corpo físico é a recomendada.

Outra pessoa de temperamento sensorial-corpóreo pode sentir falta dos vôos da imaginação, e necessidade de estimular o aspecto emocional, e então a música com esse conteúdo viria a calhar.

Muitos outros exemplos poderiam ser dados para demonstrar como não basta reconhecer a arquetipia da obra musical; é preciso, para aplicá-la, conhecer as condições em que se encontra o ouvinte ou paciente.

Conclui-se que não é razoável prescrever instruções válidas para todas as pessoas. Os tipos humanos têm peculiaridades muito diferentes; cada caso é único, apesar de certas diretrizes estarem presentes em todas as pessoas. Um uso específico da música só poderia ser aplicado após análise dos casos individuais.

Contudo, espero ter deixado aqui algumas pistas de como conduzir a relação entre a arquetipia do ouvinte e a arquetipia da música.

Em terceiro lugar, os efeitos dependem do tipo de música escolhida para se praticar a audição dirigida e correta. Os efeitos de uma determinada obra musical são, em si, constantes, inerentes à própria obra, e é este o ponto que estarei detalhando.

As músicas presentes no CD que acompanha o livro costumam gerar os seguintes estímulos (pressupondo uma audição correta e relevando-se a interação com a arquetipia do ouvinte):

Músicas para a **percepção pelo corpo**

Faixas 1 e 5 — G. Holst e S. Prokofiev — estimulam a dimensão física; uma melhor percepção e relação com a realidade física; melhor relação e aceitação do corpo físico; a habilidade na condução dos gestos e dos movimentos corporais e uma relação produtiva com as limitações concretas. Estabiliza o funcionamento do conjunto psico-orgânico.

Faixa 1 — G. Holst — estimula a leveza e a agilidade no cumprimento das tarefas práticas e o entusiasmo pela atuação no plano concreto.

Faixa 5 — S. Prokofiev — estimula a perseverança de atuação e a confiança na capacidade de realizar os mais diversos afazeres.

Músicas para a **percepção pela fantasia**

Faixas 2 e 6 — M. Ravel e J. Rodrigo — estimulam a dimensão emocional; os desejos e os sonhos ganham espaço adequado em nossa interioridade (sem repressão nem exaltação); a emoção retoma sua função original, de fluidificar ações e pensamentos; a emocionalidade passa a ser mais contributiva para com o comportamento, dando-lhe o colorido (e não a direção); relaxamento geral do corpo e aumento da fluidez dos fluidos e líquidos corpóreos (sangue, linfa, etc.).

Faixa 2 — M. Ravel — estimula o desprendimento emocional, a expansão dos sentimentos para além da personalidade egoísta e uma espécie de relaxamento emocional, que facilita o devaneio despreocupado e leve.

Faixa 6 — J. Rodrigo — estimula a regeneração emocional, a aceitação das perdas e dos grandes obstáculos do viver humano; age como um bálsamo para as dores emocionais, em especial para a solidão humana e para a morte; estimula a compreensão emocional mais ampla que o ser humano possa alcançar.

Músicas para a **percepção pelo conjunto**

Faixas 3 e 7 — W. A. Mozart e R. Wagner — estimulam a dimensão intelectual do ser humano; os pensamentos se ordenam e se estabilizam, aumentando a capacidade intelectual e a atenção; aumentam a afetividade disponível; estimulam um estado interno leve e luminoso, além do impulso natural para o aumento da capacidade respiratória; melhoram a oxigenação de todo o organismo; fortalecem e acalmam o sistema nervoso.

Faixa 3 — W. A. Mozart — estimula a compreensão e a boa vontade nas relações humanas, bem como um estado mental de leveza, soltura e alegria; incentiva a busca de um mundo ideal e puro; alivia as tensões do coração, no sentido físico e afetivo.

Faixa 7 — R. Wagner — estimula a sensação dos grandes vazios, de espaços rarefeitos e de conteúdos abstratos sutis e sofisticados; a busca do que está além da realidade comum; a elevação e amplitude dos pensamentos, em especial de uma atitude mental mais compreensiva e compassiva.

Músicas para a **percepção pelo ritmo**

Faixas 4 e 8 — L. van Beethoven — estimulam a dimensão vital/moral do ser humano; as motivações pessoais, a autoconfiança e o sentido de integridade individual; elevam as emoções em direção à alegria, à confiança e à sensação de força; a fidelidade constante aos valores e às aspirações individuais; o aumento do calor corpóreo, da vitalidade em geral e da pulsação cardíaca e sangüínea; o fortalecimento do trabalho cardíaco, com tendência ao aumento da pressão arterial.

Faixa 4 — L. van Beethoven (1ª Sinfonia) — estimula a mobilização das forças mais profundas do instinto e da vitalidade; o espírito de luta e uma alegria viril; o otimismo diante das adversidades e o desejo de crescimento e desenvolvimento; o arrojo no sentido das aspirações e do idealismo.

Faixa 8 — L. van Beethoven (Sonata Primavera) — estimula a confiança na vida e no triunfo do bem sobre o mal; a beleza e a bondade como valores inerentes à natureza humana; o sentimento de renascimento da vida e de seus melhores valores, assim como o sentimento de que a vida é para o bem.

RECOMENDAÇÕES

Recomendo que o leitor ouça músicas alternadas: primeiro, a de estímulo ao corpo; depois, a de estímulo à emoção, ou vice-versa; ou ainda, primeiro, a de estímulo ao intelecto; depois, a de estímulo à vitalidade, ou vice-versa, pelos motivos explicados no item "A mescla dos quatro modos" (pág. 134), onde é dito que são complementares os modos de percepção corpórea e emocional, e intelectual e vital ou rítmica.

Para que o leitor possa escutar em seqüência estes pares de música, eles foram colocados nessa ordem no CD.

As quatro primeiras faixas formam um conjunto que tem o efeito de estímulo geral sobre todos os níveis humanos, podendo ser escutadas uma após a outra, com benefícios gerais para todos os temperamentos.

As quatro últimas faixas repetem na mesma ordem o estímulo para os quatro níveis humanos, mas são mais longas e exigem maior treino da atenção e da percepção, devendo ser trabalhadas num segundo momento, quando a audição das quatro primeiras músicas tenha sido dominada.

Idealmente, as músicas para este tipo de trabalho deveriam ser inteiramente desconhecidas do ouvinte, para não estimular associações e lembranças. Devido aos limites do material de que dispunha para escolher as músicas, assim como devido à incógnita que são para mim os hábitos musicais dos leitores, que talvez conheçam uma ou outra peça, a audição exigirá deles uma atenção muito mais concentrada, desviando-os do maior volume de associações e lembranças que surgirem espontaneamente.

Num trabalho individual é necessário conhecer o repertório do paciente para que se utilizem peças que estejam fora de seus hábitos auditivos (mas que não estejam tão longe de seus hábitos que soem completamente estranhas à sua sensibilidade).

Recomendo ainda a utilização deste material para experiências pessoais, seja no reconhecimento deste método, na ampliação da sensibilidade ou para algum benefício pessoal, mas sem que chegue a ter caráter terapêutico. Muitos dos efeitos, digamos, colaterais das músicas não foram comentados. Estes efeitos, secundários em importância, são irrelevantes nestas três modalidades de aplicação. Mas precisam ser considerados quando de um trabalho terapêutico profundo.

PARTE IV

A Prática

16

Os *Provares*

Tem início aqui a parte prática do livro, que pretende orientar os experimentos do leitor na direção de tudo o que foi dito até aqui.

Como o leitor deve ter notado, todo o livro é baseado em considerações que o bom senso pode aprovar, mas cuja demonstração nem sempre está dentro do cientificamente provado. Mas, se há algo que deva ser provado neste livro, deverá ser provado pelo próprio leitor.

Uso aqui o termo *provado* em seus dois sentidos. O cientista, usando padrões impessoais e universais, *prova* que A realmente é A, que B realmente é B, e que portanto A realmente não é B. O gourmet *prova* que o vinho ou o salmão estão realmente deliciosos. São dois *provares* completamente diferentes; um, o científico, pretende ser objetivo e geral, válido universalmente; o outro *provar*, o provar de quem prova uma comida, de quem a experimenta como sujeito *dentro* da experiência, diz que o resultado do experimento, aos seus olhos, ou ao seu paladar, subjetivo e pessoal, chega a tal e tal resultado.

Não há por que aprovar um experimento e desaprovar o outro. Um é objetivo, o outro subjetivo — se bem que utilizo estas palavras meio a contragosto, pois considero que sua definição deveria ser exatamente o contrário do pensamento corrente.

A experiência objetiva é aquela em que as sensações do sujeito da experiência experimentam diretamente: "Para o meu paladar o salmão está delicioso." Nada pode ser mais objetivo, apesar de particular, do que o experimentado por nossos sentidos e nossa mente.

Por outro lado, o experimento científico é altamente subjetivo, na medida em que suas condições são ideais e, portanto, idealizadas, e suas constatações são indiretas e, portanto, aferíveis somente por meio de um padrão relativo.

Um cientista pode saber "tudo" sobre madeira, ou sobre um determinado tipo de madeira, mas com esse saber poderá não ser capaz de construir um violino Stradivarius, nem sequer uma rabeca. O violino é objetivo (assim como a rabeca), ele existe como objeto e sua atuação é bastante concreta sobre os sentidos e a mente. O construtor de um instrumento musical pode não "saber tudo" sobre madeira, mas objetivamente confecciona o instrumento. Já "tudo" que o cientista sabe sobre a madeira é subjetivo e relativo.

Deste modo, talvez se possa dizer que estou propondo aos leitores um experimento objetivo, de percepção direta da pessoa com a música, a partir dos conceitos de audição correta e de audição dirigida. Num sentido mais antigo do termo "científico" (quando a ciência talvez incluía o experimentador na experiência), o que será proposto é também um experimento científico, em que a percepção direta e o pensamento do leitor a respeito do que foi percebido trabalham juntos.

A prática aqui proposta visa não a demonstração pura e simples de que a coisa toda funciona, mas principalmente o usufruto e o benefício das pessoas que dela queiram participar

— o que exige, implicitamente, que a "coisa toda funcione". A prática está voltada para objetivos práticos — se é que me permitem, outra vez, sobrepor as palavras.

Com as indicações a respeito dos quatro modos de audição e com as peças musicais selecionadas para a audição dirigida, você está em condição de trabalhar consigo próprio por meio da música. O experimento prático é *você* e não a demonstração do possível valor da música. Experimente a partir daqui como você reage à música e como ela é realmente efetiva na formação dos estados interiores, abrindo-se assim, aos seus olhos, como um dia se abriram aos meus, a conclusão de que a música contribui mesmo para formar nossos estados interiores.

17

Preparando-se para a Prática

As indicações colocadas a seguir orientam a prática da audição, segundo o que tenho provado em minha própria experiência.

A audição musical deve ser definida em relação a quem a experimenta. Como as pessoas diferem em sensibilidade, formação musical, ambiente cultural, temperamento e no resultado ou efeito que pretendem com a música, então as indicações devem ser adaptadas a cada caso, o que torna variáveis as definições da prática.

Cada pessoa terá que, no fim das contas, organizar sua própria audição, o que é muito pouco científico, do ponto de vista da ciência universal, mas completamente científico, no sentido da ciência de si mesmo, ou da ciência da própria individualidade, matéria também muitas vezes denominada consciência.

Mais do que dar receita pronta, situo os elementos a serem considerados, a escolha dos materiais e das condições para ouvir música e, em seguida, a atitude ou disposição para a audição correta.

Como numa receita culinária, a enumeração dos ingredientes e das etapas de preparação e cozimento do alimento são insuficientes para dar boa comida, ou para o experimentador tornar-se cozinheiro; assim também estas indicações dão os parâmetros a partir dos quais a pessoa experimenta a partir de sua pessoalidade.

É da mão do cozinheiro que vem o sabor da comida. É da mão do médico que vem a cura. É da mão do instrumentista ou do cantor que vem a música. É da mão do ouvinte que surge a absorção musical. Em nenhuma matéria humana pode se prescindir da pessoa humana.

A prática é dividida em seis etapas, três delas preparatórias e três efetivamente de audição de música.

Da escolha do ambiente

Você precisa de um lugar para ouvir música.

Eu já disse, num capítulo anterior, que a música não ocupa espaço, ocupa tempo. Mas na hora de ouvir música é preciso, sim, ter espaço para isso. É preciso definir um tipo de espaço adequado para o corpo físico estabelecer contato com a música.

Obviamente é preciso delinear um tempo específico para a audição musical, evitando a tentação sempre presente de misturar a audição com outros afazeres.

As condições físicas do espaço são importantes para a boa audição, pois interferem de muitas maneiras na relação do ouvinte com a música.

A primeira condição é um certo isolamento ou proteção contra outros sons e ruídos que não os da música. A interferência de outros sons perturba a clareza do som e perturba o próprio corpo físico e a audição. Um quarto é suficiente, desde que não surja alguém abrindo a porta de repente com um chamado, grito ou notícia urgente, e que o telefone não toque no meio da audição. É preciso preservar um espaço protegido de interferência de sons e ruídos para a audição.

A segunda condição é o lugar em que vai colocar seu corpo para a audição musical. Recostar o corpo, sentado ou deitado, é necessário para que ele relaxe e, por um lado, perturbe o mínimo a audição, e, por outro, esteja apto a se sensibilizar com a vibração sonoro-musical.

Deitar pode levar você a dormir ou devanear com muita soltura, pois quase todos temos bem instalado o hábito de associar o sono e o sonho à posição deitada do corpo. Mas deitar deixa o corpo bem confortável e, se conseguir manter a atenção sob domínio nessa condição, então é uma boa posição. Sentar-se numa poltrona confortável, talvez até reclinável, pode ser a condição, na maior parte dos casos, ideal. A coluna se apóia talvez até melhor do que com o corpo deitado. Mas é preciso o cuidado de não curvar ou dobrar demais a coluna. A região do diafragma deve estar suficientemente livre e desimpedida para que o pulso respiratório não se constranja, constrangendo a própria audição. Somente respirando bem, há boas condições para a audição musical.

A terceira condição não é bem do lugar, mas da aparelhagem que irá reproduzir a música. Em princípio, desconsidero as oportunidades de ter um pianista ou conjunto de câmara tocando para nosso deleite pessoal, pois essa condição é rara. Para os audiófilos avançados, isto é, que desenvolveram um ouvido apurado para a tecnologia da reprodução sonora, a aparelhagem deve atender a essa sensibilidade. Para as pessoas acostumadas a ouvir música erudita ao vivo, também a sensibilidade desenvolvida por elas exige uma qualidade de reprodução sonora mais apurada. Para quem tem uma sofisticação auditiva ainda não tão desenvolvida, pode considerar suficiente uma aparelhagem menos sofisticada. A idéia é que a qualidade de reprodução sonora se iguale ou, melhor ainda, supere a capacidade de discriminação auditiva. Enfim, os ruídos da reprodução não devem atrapalhar a concentração na própria música.

De certa forma, isto vale também para a qualidade dos intérpretes musicais, instrumentistas, orquestras e regentes, pois que para os acostumados a ouvir e discriminar a música, é preciso uma qualidade apurada de interpretação.

Da escolha da música: *audição dirigida*

A escolha da música depende da finalidade que você pretende com a audição. A finalidade pode ser, em primeiro lugar, dar ênfase preponderante a um dos atributos que a música tem em relação à pessoa: deleitar, educar ou curar. Você pode querer se divertir com a música, ampliar a compreensão ou promover algum tipo de cura e equilíbrio.

Deleitar

Se for escolher música centrado no desejo de se divertir, então a afinidade natural e o gosto estético devem presidir a escolha. Não há como organizar tal escolha. Seria tão antinatural quanto alguém definir para você qual pessoa você realmente ama. Gosto não se discute...

...mas gosto se aprimora e se transforma. Além da pura afinidade natural na escolha de música para seu deleite, experimente decidir e estabelecer que vai desenvolver o gosto com relação a um determinado padrão de conteúdo musical. Por exemplo, escolha que vai desenvolver o seu gostar em direção à música do tipo "júbilo heróico" ou outro qualquer, e procure estabelecer uma boa relação com esse tipo de conteúdo musical. Seu gosto estará se aprimorando e transformando. O deleite musical adquire então outros horizontes. Você conhece novos sabores, não apenas na música, mas em seus sentimentos e na relação com a vida.

Educar

Se for escolher música para educar, então é preciso definir o tipo de compreensão que pretende desenvolver. Cada conteúdo musical nos faz conhecer uma linha de experiência, um sabor de experiência diferente, que você pode vir a conhecer por meio da música, antes mesmo de vir a vivê-la de fato. Por exemplo, se você deseja conhecer como é a atitude de impulso e decisão para iniciar algo, então pode educar-se nesse sentido ouvindo a música correspondente a esse arquétipo.

Pode ainda ouvir sistematicamente a música relativa aos diversos arquétipos, aprendendo como são os tipos básicos, seus sentimentos, motivos e comportamentos, vindo a reconhecer todas as possibilidades humanas e desenvolvendo uma visão ampla, imparcial e holística.

Não falo aqui da educação musical no sentido clássico, de aprender sobre o período romântico ou barroco, ou com quantas colcheias se faz uma semínima, mas da sua educação pessoal por meio da música.

Curar

Se for escolher música visando à cura, então a escolha tem por base o problema que o aflige ou o tipo de equilíbrio que pretende estabelecer.

Como todo aquele que medica a si próprio tem um tolo por paciente, este aspecto da audição musical não deve ser considerado em toda a sua extensão por aqueles que desejem utilizá-lo para benefício próprio. Seria necessário alguém competente no diagnóstico do problema a sanar ou do equilíbrio a estabelecer, e não a auto-avaliação, sempre tendenciosa, de alguém que se coloca como médico-paciente.

Como o deleite e a educação musical incluem a cura musical, este aspecto da relação com a música pode, num primeiro momento, permanecer subjacente aos outros dois, cabendo talvez ser desenvolvido em obra destinada a especialistas da terapia musical.

Do temperamento do ouvinte

Não escolhemos nosso temperamento.

Nascemos com um temperamento, isto é, com uma combinação determinada daquilo que os antigos denominavam *humores*, e que modernamente poderia se chamar de *perfil endócrino*, e que, enfim, é o conjunto de predisposições físicas, emocionais e mentais características de cada pessoa.

Conhecer nosso próprio temperamento pode ser feito empiricamente, pelo acúmulo de história pessoal, em que nos percebemos sendo impulsivos, conservadores, oscilantes, etc. Um método que tem a precariedade de tudo o que é casual e desorganizado. Podemos conhecer nosso temperamento recorrendo a algum padrão da psicologia ou das ciências antigas que estudaram este assunto. Recorrendo-se a esses métodos, é possível reconhecer as arquetipias que predominam nos gestos e na psique. Você pode usar algum outro meio que conheça, ou utilizar-se das explicações presentes em outro livro meu, *O Equilíbrio do Temperamento através da Música*.

Conhecer o próprio temperamento favorece tanto o deleite quanto a educação e a cura. Para a cura isso é imprescindível para saber *quem* vai ser curado. Para a educação é quase tão importante, pois saberá *quem* vai ser educado. Para o deleite, melhora muito a diversão, se sabemos *quem* vai se divertir.

Se em parte pode-se prescindir de conhecer o temperamento para extrair benefícios da música, esta ignorância reduz os horizontes com que se trabalha e os resultados alcançados. Você pode conseguir se divertir, equilibrar ou conhecer, com base num dos benefícios ou atributos de uma determinada arquetipia, como estão relacionados no devido capítulo. Mas se previamente conhecer quem você é, então poderá se divertir, equilibrar ou conhecer muito mais.

Dada a importância do próximo passo, a preparação do corpo físico, a ele é dedicado o capítulo seguinte.

18

Preparando o Corpo, Nosso Receptor

A música afeta o homem a partir do corpo físico e, por isso, é preciso conhecer o estado corpóreo para se saber como este irá receber a música.

Na condição habitual, o estado corpóreo é resultado de como nos comportamos e ele define igualmente como nos comportamos. Há uma estreita e obrigatória interação entre aquilo que podemos chamar "nosso jeito de ser", nosso comportamento, e o estado habitual do corpo físico.

O corpo físico é a sede dos hábitos, isto é, das condições, gestos e sensações que recorrentemente se fazem presentes, seja como repetição mecânica e automática de condições, gestos e sensações que um dia se fizeram presentes em nós, seja como repetição que chega a formar um vício, mais que um hábito.

Assim, quando vamos ouvir música, o corpo — nosso aparelho receptor — está numa condição viciosa e habitual, em que tanto os sistemas fisiológicos quanto os órgãos dos sentidos e mesmo a sensibilidade perceptiva se encontram encerrados dentro de um círculo de padrões, que tendem a ser reforçados, rechaçando outros padrões possíveis.

Nosso corpo enquanto receptor musical é seletivo, dentro de premissas puramente habituais e viciosas. Portanto, ouvir música a partir dessa condição irá fatalmente reduzir a música àquilo que o próprio corpo já contém enquanto informação, sensibilidade e condição física.

Para a audição musical realmente ser produtiva e enriquecer o ser humano é preciso preparar o corpo físico, antes da audição, para que este saia, parcialmente, do conjunto de condições que conforma sua habitualidade, tendo então, e só então, capacidade de receber a música em termos de conteúdo.

A preparação do corpo, segundo esta orientação, é bastante simples e segue duas linhas distintas: a movimentação e o posicionamento do corpo segundo padrões diferentes daqueles que a pessoa costuma ter, e a alteração do padrão respiratório habitual, especialmente a introdução de um ritmo respiratório novo.

Esta preparação é fundamental para que o ouvinte possa receber os benefícios da música, mas também deveria ser condição prévia mesmo à audição musical com vistas ao deleite estético, pois o deleite também está limitado ao padrão de sensibilidade que resulta dos hábitos, permanecendo restrito ao que já é velho conhecido, e desse modo perdem-se oportunidades de ampliação da sensibilidade, do senso estético e do prazer, o que naturalmente tem suas conseqüências na formação do caráter, do espírito ético e da visão de mundo. O leitor pode comprovar tudo isto ao praticar o que é aqui proposto.

A preparação do corpo visa, então, estar em condição de receber toda a gama do conteúdo musical, sem que esta se reduza ao padrão de percepção corporal. Como a redução se dá no "ingresso" da música em nossa percepção (que se efetua por meio do corpo), após essa redução nada além é possível com a música: os efeitos emocionais e mentais ficarão reduzidos àquilo que o corpo filtrou, e portanto este só poderá alimentar o que já estiver em linha com o comportamento redundante do ouvinte.

Assim, toda música que ouvimos, não importando seu conteúdo, tende em grande parte a reforçar o comportamento já habitual, a não ser que o corpo seja preparado de modo especial. Este é um dos motivos para que o contato com a música não produza o efeito que potencialmente poderia (juntamente com outros dois: a pouca atenção colocada sobre a música e o grande volume de músicas, de conteúdos muito diferentes, a que uma pessoa está submetida, itens comentados nos capítulos "Muita música" e "Ouvir e escutar").

O corpo atua como "caixa de ressonância" para a música que está sendo ouvida. Por esta razão, o corpo precisa ser capaz de ressoar corretamente a música, sem distorcê-la nem limitá-la. Está certo que sempre haverá alguma distorção e limitação — dado que estamos falando de algo inserido no mundo material, onde tudo se atrita —, mas em algum grau é preciso colocar o corpo em condições de atuar fora de seu padrão habitual de recepção, ou toda a música que venha a lhe tocar será reduzida a esse padrão.

Os exercícios propostos adiante tratam de diminuir a força do corpo de hábitos, momentaneamente, para que a música seja recebida com imparcialidade.

Caso contrário, a melhor e mais perfeita das músicas será ouvida dentro da caracterização padrão que a percepção do ouvinte lhe dá. Um ouvinte de má vontade e indisposto à audição pouco obterá da música, pois está em contato com ela de modo limitado por sua condição física (seus humores). A maior peça musical se torna limitada, insossa ou trôpega nas mãos de um intérprete limitado. Uma gravação de músicos magníficos torna-se insuficiente em som e pouco atraente, numa reprodução sonora limitada e de má qualidade. De igual modo, um mau ouvinte torna a música o que ela não é.

Para se obter equilíbrio da música, é preciso providenciar algum equilíbrio no corpo (previamente à audição musical), pois que somente o equilíbrio é capaz de ressoar equilíbrio (tomando esta qualidade como fundamental, mas também como exemplo a ser estendido a outras qualidades). Os alquimistas dizem que é preciso ter ouro para se começar a transformação de chumbo em ouro.

A mudança do padrão corpóreo é então fundamental para que os efeitos da música sobre uma determinada pessoa realmente ocorram.

Há algumas ciências que estudaram os padrões da forma corporal associando-os aos diversos comportamentos e estados da mente. É do ponto de vista dessas ciências, mais especificamente do Hatha-Yoga, que considero haver alguns exercícios corpóreos muito úteis para a preparação da forma corporal.

Todos estamos acostumados a assumir algumas posturas com o corpo. Cada pessoa está acostumada a um tipo ou grupo de posturas, e não a outro. Isto define uma limitação da sensibilidade física, mas também emocional e mental. O Hatha-Yoga estuda a relação entre as diversas posturas corpóreas e seus efeitos de estimulação sobre a sensibilidade física (anatômica, fisiológica), emocional (e seus diversos estados de humor e afinidades) e mental (e suas diferentes capacidades de percepção).

No geral, a prática de algumas das posturas propostas por este yoga coloca a pessoa num outro padrão corporal e comportamental, muito diferente daquele criado por seu quadro de hábitos, e muito mais próximo de um padrão de equilíbrio. Há algo de impessoal nesse novo padrão, mas de uma impessoalidade que ressoa um sentido de equilíbrio maior, que se reflete num aumento de equilíbrio orgânico, da sensibilidade emocional e da capacidade de percepção da mente.

Nesse novo estado é possível, então, absorver muito mais do conteúdo da música. As condições de recepção do corpo são outras, mais amplas, sendo capaz de ressoar equilíbrio, pois que já há algo de mais equilibrado presente nele.

Muitas linhas de trabalho com música propõem a prática do relaxamento corpóreo antes da audição musical, para que o impacto da música sobre a sensibilidade ocorra de verdade. O relaxamento é realmente a prática mais capaz de abrir a sensibilidade, mas devido à dificuldade de alguém relaxar as partes que precisa relaxar — pois que o corpo se defende para manter sua condição habitual —, considero de eficiência mais comprovada a prática de determinadas posturas físicas antes do relaxamento.

Ainda mais se se puder aplicar as posturas necessárias para o desbloqueio das regiões físicas específicas que sustentam o padrão corpóreo de determinada pessoa. Neste caso, o efeito das posturas será ainda maior, sendo capaz de preparar o corpo do ouvinte para aquilo com o que ele precisa, na música, entrar em relação.

A respiração também compõe o corpo de hábitos. O modo como alguém respira está diretamente conectado com o modo como se comporta, como sente e pensa. É preciso mexer com essa conexão, na preparação do corpo para a audição musical.

Em parte, os exercícios físicos já modificam o padrão da respiração. Mas um efeito mais profundo é alcançado por meio de exercícios específicos de regulagem da proporção entre inalação e exalação, que produzem diretamente um estado respiratório equilibrado.

Por meio da respiração, os ritmos orgânicos e o estado da mente são afetados. Conforme o padrão que se coloque sobre a respiração — especialmente o padrão de ritmo — o estado mental e orgânico será diferente. Também aqui o Hatha-Yoga fornece uma série de exercícios respiratórios com diferentes efeitos sobre o estado geral da pessoa.

Da postura corpórea para a audição

Após mudar a postura do corpo e a respiração, o ouvinte está em condições de relaxar o corpo, dentro de uma condição corpórea renovada, isto é, estando verdadeiramente aberto e disposto a receber a gama de sensações promovida pela música.

Um relaxamento muscular básico é necessário para a correta audição musical, como inclusive atestam muitos métodos musicoterapêuticos. Para isso, a postura corpórea bem apoiada e relaxada é fundamental. Sentar-se bem apoiado ou deitar-se de costas parecem ser as posturas mais comumente consideradas ideais.

Já na entrega do corpo ao relaxamento temos uma atitude semelhante à da entrega à audição musical.

A imobilidade deve ser mantida desde que não cause desconforto, pois favorece o relaxamento e permite à atenção manter-se presente na música.

Espere alguns instantes para que os pensamentos superficiais se acalmem e os humores emocionais se estabilizem. A imobilidade e o relaxamento corpóreo induzirão o estado interno à calma necessária para ter início a correta audição musical.

19

A Prática dos Quatro Modos de Audição

Considere que exercitar cada um dos modos de audição treina o uso voluntário dos sentidos, da atenção mental e da sensibilidade emocional. Estes modos não podem ser praticados por aqueles que não sejam capazes de gestos voluntários nesses três níveis. Mas podem ajudar a desenvolver essa voluntariedade nas pessoas que, mesmo parcialmente, possam praticá-las.

Este método de audição exige controle mínimo das faculdades básicas humanas. Não se trata de relaxamento ou bem-estar, mas de educação ou treino das faculdades que participam da formação do estado emocional.

Por fim, lembre-se de que é preciso haver atenção presente ao longo da audição, caso contrário esta se torna uma audição comum.

A preparação do corpo

Antes da audição, sugiro que se pratiquem alguns dos exercícios físicos, posturas de Hatha-Yoga, ilustrados adiante. Este pequeno conjunto de exercícios modifica o corpo o suficiente para estar apto à correta recepção musical (conforme o capítulo "Preparando o corpo, nosso receptor").

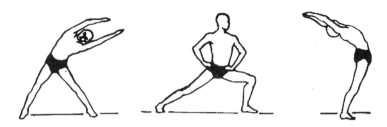

Estas três primeiras posições são suficientes para o preparo básico do corpo. As três posições seguintes formam uma prática mais completa.

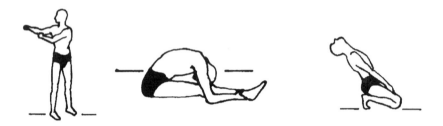

As quatro primeiras posições devem ser praticadas para os dois lados, esquerdo depois direito.

A permanência imóvel na forma final da posição, mostrada em cada um dos desenhos, é a parte mais importante desta técnica. Você pode permanecer de 7 a 11 respirações em cada posição (ou em cada lado da posição). Inspire e expire naturalmente, e conte uma respiração. Siga até completar o número suficiente de respirações.

Estes exercícios trabalham em especial a coluna vertebral, os sistemas nervoso e glandular, e o aparelho respiratório.

A etapa seguinte é o trabalho direto com a respiração, que já foi primeiramente ampliada pela movimentação do corpo.

Dentre os diversos exercícios respiratórios do Yoga, um básico e bastante adequado é o exercício de sustentação de um ritmo respiratório em que inspiração e expiração têm o mesmo tempo de duração. Há também um tempo de retenção com pulmões cheios e vazios, aumentando os efeitos de vitalização e purificação.

Sentado confortavelmente com a coluna reta, e numa atitude calma e atenta, leve a atenção para a respiração. Após aproximar-se amistosamente da respiração, comece o exercício de regulagem de seu ritmo. A proporção rítmica é a seguinte: inspirar: 8 tempos; reter com pulmões cheios: 4 tempos; expirar: 8 tempos; reter com pulmões vazios: 4 tempos. Cada tempo corresponde aproximadamente a um segundo. Pode-se fazer tudo com a metade do tempo, 4 : 2 : 4 : 2, no caso de ter menor fôlego. Em todo caso, o exercício deve ser feito com conforto, naturalidade e domínio do ritmo, sem se chegar a retenções desagradáveis ou a perda do fôlego. Pratique de 3 a 5 minutos.

Este exercício de ritmo respiratório tem efeito equilibrante sobre os processos metabólicos, sobre o sistema nervoso central e vegetativo, e sobre a disposição e o estado da mente. É recomendado em geral para todas as pessoas que queiram alterar moderadamente o estado respiratório, obtendo disso um benefício geral positivo. Individualmente pode-se escolher exercícios específicos para cada tipo de pessoa, como indicado também para as posições de Yoga.

Feita a preparação do corpo, você pode levá-lo a uma posição confortável, sentado ou deitado. O corpo demora algum tempo para se acomodar e se soltar na posição. Assim também os pensamentos e sentimentos levam algum tempo para se estabilizar, criando as condições para receber a música.

Da primeira fase da audição

A música deve começar a soar a partir deste momento, com você preparado para a *audição correta*.

Você pode escolher uma das obras musicais do CD que acompanha este livro. Quando praticar pela primeira vez, recomendo que comece pela primeira faixa do CD.

A intensidade do som precisa ser suficiente para ser sentida fazendo vibrar o corpo todo e não apenas para a música ser ouvida auditivamente.

Sinta a música com o corpo, percebendo os sons fazendo vibrar músculos, órgãos, nervos, sangue e ossos. O corpo inteiro ressoa a música. O corpo responde à música, a música é seu corpo.

Não se ocupe com os sentimentos ou pensamentos que a música possa estimular. Se der atenção a eles, enquanto a percepção corporal ainda não capta consistentemente a música, o mais provável é que se envolva mais com suas reações (emocionais e intelectuais) à música, do que com a própria música. Este envolvimento incapacita o exercício, pois você estaria ouvindo a si mesmo, seus comentários e reações ao som, e não o próprio som.

Fique atento ao estado corpóreo diante da vibração sonora musical. Sinta o corpo e suas reações à música que está soando. Nem sequer procure interpretar as possíveis reações que venham a surgir. Perceba apenas que ele recebe a vibração musical e reage a ela. Esta percepção acondiciona o estado interno à música e, indiretamente, os sentimentos e pensamentos.

A atenção está presente na relação entre a música e o corpo. Ela enfatiza a percepção da vibração sutil do corpo, que é causada pelas sucessivas ondas sonoras que chegam da fonte sonora até ele.

Nesta etapa, a audição correta produz um efeito benéfico sobre as funções físicas, sobre o estado de ânimo e sobre a vitalidade, aumentando o tônus da pessoa e criando um padrão positivo para a sua disposição. Ela é suficiente para, da audição musical, haver efeitos significativos, especialmente sobre o corpo físico e suas funções, incluído aí o estado de ânimo.

Esta etapa é também a preparação para o exercício mais profundo de audição musical. A partir da segunda etapa, os efeitos passam a abranger completamente a pessoa: além do corpo, a sua percepção mental e emocional.

Da segunda fase da audição

A segunda fase da audição só pode começar depois que você passou pela primeira fase com razoável êxito, quanto ao domínio da técnica de receber a música em seu impacto vibratório sobre o corpo, e quanto ao bem-estar decorrente.

Nesta fase passa-se a ouvir a música conforme as indicações dadas no capítulo "Os quatro modos de audição".

Recomendo que você siga, ao menos nas primeiras vezes, a seguinte ordem: primeiro, pratique a percepção pela percepção corpórea do som,

segundo, pratique a percepção pela fantasia,

terceiro, pratique a percepção pela sensação de conjunto,

e quarto, pratique a percepção pelo pulso rítmico (ou vitalidade).

As músicas do CD estão colocadas nessa ordem, o que facilita uma prática ordenada. Se achar cansativo ouvir as quatro músicas em seguida, ouça as duas primeiras e, em outro momento, as duas últimas. É melhor praticar os modos de audição aos pares, confluindo assim estímulos que se complementam.

Quero dar agora algumas indicações práticas para cada uma das percepções ou modos de audição, que funcione como um apoio para você ter controle sobre sua prática.

PARA A PERCEPÇÃO PELO CONTATO FÍSICO COM O SOM

1. Lembrar: o som é um fato físico que envolve todo o corpo e não apenas a membrana auditiva.

2. O corpo deve estar estável, confortável e relaxado para perceber o contato com o som.

3. A mente é colocada no corpo, na sensação corpórea causada pelo impacto da vibração sonora (não se distrair com avaliações e apreciações, do tipo gosto/não gosto a respeito da música).

4. Mantenha a atenção nas sensações do corpo físico mergulhado na música, e isso permitirá que os conteúdos desta o sensibilizem, sem os entraves da mente.

5. Uma indicação que, na prática, tem se mostrado de grande utilidade: neste modo de audição, perceba o efeito dos diferentes timbres sobre as diferentes partes do corpo (cabeça, tronco, membros, lado direito e esquerdo, etc.). Além de ajudar a manter a atenção, amplia a percepção do efeito da música sobre o corpo físico e, conseqüentemente, aumenta os efeitos da audição.

Para a percepção pela fantasia

1. Partindo da percepção corpórea da música, aos poucos comece a levar a fantasia imaginativa a envolver-se com a (melodia da) música.

2. Mas não se deixe levar por sua própria imaginação inteiramente (desligando-se da música). Mantenha a atenção no fluxo da música, como esta impacta o corpo, e deixe parte da atenção, a parte imaginativa da atenção, seguir o fluxo melódico da música.

3. Uma indicação que, na prática, tem se mostrado de grande utilidade: procure se sensibilizar para o fato de a fantasia imaginativa como que sair da região do abdômen (do estômago e diafragma), deixando a sensibilidade ondular como um barquinho dócil às oscilações da melodia e da música.

Para a percepção pela sensação de conjunto

1. Partindo da percepção corpórea da música, perceba os contrastes entre os diversos sons, e entre os sons e os silêncios.

2. Lembre-se: não se trata de análise ou de fazer considerações sobre a música, pois isto seria refletir sobre a música e não percebê-la (em conseqüência desses gestos, você passaria a perceber as suas reflexões e não mais a música).

3. Uma indicação que, na prática, tem se mostrado de grande utilidade: procure perceber os vazios entre os sons, não os sons, como quem espera (ou está à caça) dos silêncios em meio à música; pode ser o silêncio de um instrumento que deixa de soar, um hiato no ritmo, qualquer ausência de um som que antes ou depois ressoava. É esse silêncio que, junto com os sons, dará a sensação de conjunto à música.

4. Pode-se complementar esta indicação associando o vazio da música com o vazio das vias respiratórias superiores, como se os vazios musicais "ecoassem" nos espaços do organismo ocupados pelo ar (que são, por contraste com regiões mais sólidas, os espaços vazios do organismo).

Para a percepção pelo ritmo vital

1. Partindo da percepção corpórea da música, focalize a atenção na sensação do ritmo (inclusive do ritmo na melodia e na harmonia, mas principalmente no próprio ritmo: acelerações, desacelerações, crescendos e decrescendos, tempos fortes e fracos).

2. Perceba o ritmo com que vibra o corpo físico diante da música e acrescente a percepção do batimento cardíaco junto com o ritmo da peça musical.

3. Uma indicação que, na prática, tem se mostrado de grande utilidade: a partir da percepção do ritmo interno (pulso cardíaco) e do ritmo externo (musical), deixe que estes se har-

monizem por si; com a mente, imagine que estes ritmos se aproximam, se integram e passam a ser um só, pulsando em total consonância (mas não necessariamente na mesma velocidade ou batimento).

4. Para complementar esta indicação, localize o pulso interno na região atrás dos olhos, na região do centro do peito e na região das coxas, e destes três pontos imagine a harmonia do pulso corpóreo com o musical.

20

A Música Compondo o Homem

Considerando que as emoções nascem como reação a estímulos que chegam à nossa sensibilidade, e considerando ainda que a música é um estímulo capaz de reproduzir a harmonia presente nas esferas superiores, podemos com a música criar estímulos capazes de formar um estado emocional harmonioso — isto é, de uma harmonia análoga àquela presente no cosmos.

Algo, que não tem um nome bem definido, reage dentro de nós e temos uma manifestação emocional: alegria, raiva, tristeza... Estas manifestações são oriundas de uma espécie de substrato emocional — esse algo sem nome — que reage aos estímulos e faz surgir aquilo que chamamos emoção.

A música é um dos estímulos que toca o ser humano no nível desse algo emocional. Ao tocar o substrato emocional, a música exercita essa dimensão humana e a prepara para certos sentimentos. Como um ginasta, que precisa trabalhar a musculatura para então conseguir certas proezas físicas, assim também o substrato emocional humano precisa se exercitar, ampliar suas capacidades potenciais, para então ser capaz de sentir certos sentimentos.

A música é o elemento mais capaz desse exercício, que pode também ser chamado de "abrir a sensibilidade" ou fazer desabrochar a capacidade humana de se emocionar. Quem não ouve música não é capaz de sentir certos sentimentos, pois que seu substrato emocional não está preparado para responder ao padrão desses sentimentos. Poderia dizer, a pessoa não está preparada para "vibrar" certas emoções, ou apenas consegue responder emocionalmente dentro de um espectro limitado de sentimentos, como um ginasta mal preparado, ou pior, um não-ginasta, tem seu corpo físico limitado a fazer um número bem menor de movimentos — e fazendo-os malfeitos.

Quem não exercita a capacidade emocional de reação tem apenas uma gama limitada de emoções. Assim como há exercícios físicos que exigem o máximo desempenho do corpo, há emoções que, ao serem vividas, exigem a completa atuação (ou vibração) do substrato emocional. As emoções que pouco desempenho exigem desse "corpo" emocional levam a uma vivência estreita do potencial emocional humano. Como alguém que dá um passo normal e percebe que seus músculos e pernas são capazes de muito mais; como um atleta que corre e salta ágil por sobre distâncias e sente o uso pleno do corpo, utilizando mais plenamente seu potencial, assim também o campo das emoções leva o ser humano a uma experiência mais plena quando vivido em sua inteireza.

E não se fala aqui apenas de sentimentos "bons", como alegria e amor, sendo vividos com inteireza, mas sim de todos os sentimentos, com sua carga dramática. Há tristezas de uma qualidade muito superior do que outras. Há raivas também de qualidades diferentes, algumas bastante mesquinhas e pequenas, outras que se aproximam de uma indignação moral. Assim, não é a orientação das emoções que a música modifica, mas a dimensão em que se dá essa emoção.

Por isto até não há como estabelecer que uma música gere alegria, outra tristeza, pois a música não atua apenas diretamente provocando emoções; ou isto seria tão evidente que não necessitaria prova ou pesquisa. A música trabalha o substrato emocional de modo a que este responda com outra qualidade superior, e nele passam a ser geradas emoções também de uma qualidade superior, quaisquer que estas sejam.

A dimensão dos sentimentos se transforma quando o campo emocional é trabalhado por meio dos estímulos convenientes. O estímulo mais poderoso para exercitá-lo é a música, e é neste sentido que a música compõe o homem. É também devido a ele que o homem compôs música, desde sempre, para exercitar e educar sua natureza emocional.

A música ocidental tem em sua estrutura proporções e harmonias análogas àquelas contidas no universo. Isto foi afirmado pelos gregos que fundamentaram as leis de nossa música. A proporção entre vibrações sonoras, por serem análogas às do cosmos, é capaz de conter os arquétipos fundamentais do ser humano (assim como de tudo quanto existe no cosmos).

As proporções arquetípicas contidas na estrutura musical, somadas ao conteúdo arquetípico colocado na música pelos grandes compositores, faz de certas obras musicais meios de contato com essa sensibilização à grande harmonia, assim como meio de contato com determinados modelos presentes na criação.

Essas proporções presentes na música afetam o campo emocional humano, fazendo com que este vibre em consonância com os grandes modelos do universo. Isto é, faz o ser humano reencontrar a sensação de harmonia com o cosmos. Estas palavras soam fortes e grandiloqüentes, mas talvez não existam outras para expressar o que realmente se passa na relação do homem com a música.

Ao termos um padrão para a arquetipia contida na música, esta pode ser usada como fator de estímulo orientado para determinados aspectos. Foram comentadas apenas algumas possibilidades a respeito dos arquétipos sonoros. Seria necessária a apresentação de um sistema de referência mais consistente para se definir os arquétipos, humanos e musicais, de modo amplo. Apesar de eu próprio utilizar um sistema mais complexo, apresento aqui uma ordem simplificada, associada diretamente aos quatro modos de audição, suficientes para os primeiros exercícios com a audição musical.

Num primeiro momento, é preciso saber, para a audição musical dirigida, que há certos conteúdos na música, e que estes se referem a arquétipos universais. Mas isto só não basta.

Para que a correta estimulação por meio da música de fato aconteça, não se pode estar ouvindo a música de qualquer jeito. O modo de receber ou ouvir a música determina, em grande parte, o efeito que terá sobre nós.

Por isso, para a "música compor o homem" é preciso estabelecer com ela uma relação especial, descrita nos quatro modos de audição, que, no fundo, são um conjunto de atitudes especiais para que a música produza certos estados no interior humano. Isto não é em nada diferente da atitude do compositor: quando vai o "homem compor a música", este se coloca numa atitude especial para criá-la.

Precisamos de um método de audição que garanta que o conteúdo arquetípico será recebido pelo substrato emocional do ouvinte.

Como o substrato emocional está, por assim dizer, mais próximo do corpo físico do que do intelecto, é por meio da audição pelo corpo que estaremos abrindo a sensibilidade emocional, muito mais do que pela avaliação estética (isto, apesar de tanto se falar a respeito das "emoções estéticas" que, na maior parte das vezes, são apreciações do intelecto, mais do que da verdadeira emoção). Portanto, não se trata do entendimento técnico ou estético da música, mas sim de um correto direcionamento (abertura) da sensibilidade à música — feita por meio da sensibilidade do corpo, da sensação física da música.

Uma vez que se reconheçam os conteúdos musicais e se saiba como orientar a audição para se abrir a estes conteúdos, a música ocidental pode ser utilizada com finalidades terapêuticas: estimulando certas reações emocionais, que calhem a um determinado processo terapêutico, ou, o que me parece mais fundamental, criando um novo modelo emocional para a pessoa, pela formação de um substrato emocional fortalecido e ampliado, permitindo que emoções mais plenas e de qualidade superior sejam geradas; enfim, formando um novo padrão emocional no ouvinte.

O corpo e a mente devem ser preparados para este método de audição.

O capítulo dedicado a tirar o corpo de sua roda de hábitos explica as causas e mostra os meios para se preparar o corpo para a audição.

A mente deve se posicionar de acordo com o que foi descrito nos modos de audição, a começar da atenção colocada na resposta do corpo à música, e depois pelos diversos meios de se entrar em relação sensorial e sensível com a música.

Os quatro modos de audição dizem respeito aos quatro níveis da experiência humana — físico, emocional, mental e moral — níveis estes que estão presentes no substrato emocional. Há emoções que são reação diante da realidade física, emoções que são reação diante de outras emoções, emoções que são reação diante de estímulos mentais, e assim também com o nível moral.

E não apenas são emoções que reagem a esses níveis de estímulo, mas mais propriamente são emoções que pertencem a esses níveis de experiência humana. Assim, reagimos com um sentimento de posse a uma experiência material, configurando uma "emoção do nível físico"; reagimos com uma emoção crítica ou de epifania diante de um conceito abstrato; reagimos emocionalmente motivados diante de uma aspiração, e assim por diante.

Para cada nível humano receber o impacto da música é preciso audição dirigida e correta, ou o impacto se dispersa e se torna casual, atingindo apenas em parte a estimulação do campo emocional, conforme a captação natural de cada pessoa.

Cada temperamento reage ou recebe a música por uma ou outra via preponderantemente. Alguns são estimulados mais fisicamente, outros intelectualmente, outros ainda se "emocionam" com a música, outros vêem nela um fator de motivação moral (o campo emocional de que falei permeia todas essas reações).

Há como reconhecer essa reação básica de cada pessoa, em especial pela facilidade ou dificuldade com que a pessoa tenha para ouvir música por um ou outro modo.

Não obstante, pretendo aqui que todos aprendam a ouvir por todos os modos de audição. É fundamental aprendermos a nos valer das quatro vias de sensibilidade, sobretudo quem exerce alguma atividade musical, como terapeuta ou musicista, que nunca deveria esquecer que a percepção alheia é diferente da sua.

A sensibilidade emocional humana é talvez o tesouro mais importante que nos foi dado desenvolver, e, enfim, o que está neste livro foi preparado com a intenção de apresentar um caminho possível para desenvolvê-la.

Bibliografia

BARRAUD, *Para compreender as músicas de hoje*. São Paulo: Perspectiva, 1975.

CARPEAUX, Otto Maria. *Uma nova história da música*. Rio de Janeiro: Ediouro, s.d.

COTTE, Roger. *Música e simbolismo*. São Paulo: Cultrix, 1991.

HAMEL, Peter Michael. *O autoconhecimento através da música*. São Paulo: Cultrix, 1989.

JOURDAIN, Robert. *Música, cérebro e êxtase*. Rio de Janeiro: Objetiva, 1998.

OUSPENSKY, Piotr Demianovich. *Psicologia da evolução possível ao homem*. São Paulo: Pensamento, s.d.

OUSPENSKY, Piotr Demianovich. *Um novo modelo do universo*. São Paulo: Pensamento, 1987.

PLATÃO. *A República*. Lisboa: Fundação Calouste Gulbekian, 1996.

QUEIROZ, Gregório José Pereira de. *O equilíbrio do temperamento através da música*. São Paulo: Cultrix, 1997.

QUEIROZ, Gregório José Pereira de. *As qualidades primitivas na Astrologia*. São Paulo: Pensamento, 1992.

SCOTT, Cyril. *Music: its secret influence throught the ages*. Nova York: Sun Publications, 1996.

STRAVINSKY, Igor. *Poética musical*. Rio de Janeiro: Jorge Zahar Editor, 1996.

VON BARANOW, Ana Léa. *Musicoterapia: uma visão geral*. Rio de Janeiro: Enelivros, 1999.